医者・病院・薬局
失敗しない
選び方・考え方

病気でも「健康」に
生きるために

患医ねっと代表
鈴木信行
Nobuyuki Suzuki

さくら舎

はじめに

生まれつきの身体障がい者。そして、もう治せないがん

いろいろな励ましの言葉をいただいて思うことがある。
病気に負けるな、乗り越えろ、がんばれ……。
その気持ちはうれしい。でも、私の気持ちは少し違っている。
病気になった運命を受け容れる、楽しむ、活かす……、せっかく病気になったんだもん
……、という生き方を、私はしたい。
死にたいわけではない。
だけど、いつまでも生きていたいというわけでもない。

病気に対して勝ち負けの気持ちはない。

がんばろうという意欲もない。

運命は運命。粛々《しゅくしゅく》と向き合えばいい。


一方で、自分の身体障がい者としての体験やがん患者としての経験を活かして、やりたいことがあふれてでてくる。

生きていたいのではなく、やりたいことを実現させたいだけ。

がんの治療を受けながら、思っていたことがある

この治療法は嫌なんです。私は死ぬんですか？　自分のことなのに、言葉が出てこない。

医療は「遠い」。

目の前にいる医療者に、言いたいことが言えない。聞きたいことが聞けない。

薬の副作用でスキンヘッドになった私。

スキンヘッドになったことが辛《つら》かったのではない。周りが私を見る目が変わり、関係性が変化したことが辛かった。


患者と医療者がもっとお互いを理解する必要がある。

そう感じて立ち上げたのが、「患医ねっと」。患者と医療者をネットワークのようにつなげていき、医療者向けの講演、製薬企業での研修、市民公開講座、専門誌への随筆などを通して、よりよい医療環境を実現したい。

医療の世界に入って、感じたことがある

患者は病気を治したいのではない。自分のやりたいことを実現……自分の人生を送りたいだけという人も少なくない。

ある人から聞いた「もう治療は止めてほしいんだよ。でも医者が治療をしてくる」。

医療者は患者に寄り添いたいと思っている。しかし、どこまで踏み込んでいいかわから

ない。

ある医師から聞いた「今の医療制度をばか正直にやっていたら、病院は経営が成り立たない。潰《つぶ》れたら患者だって困る」。


お互いの「本音」が乏《とぼ》しい世界。

だから、患者と医療者が対等な立場で、本音で対話する場がほしい。

共感してくれた方が現れ、一緒になって活動を始める。それが「ペイシェントサロン協会」。医療者や患者という立場を外し、だれもが同じ一人の人間として、テーマを決めて自分の経験や意見を出し合う。


ある医師が言う。「患者の症状だけではなく、生活のことにも興味をもつようになりました」と。

ある市民が言う。「ふだん考えなかった、どういう生活を送りたいかを考えるようになり、伝える大切さを理解しました」と。

自分が、自分の考えや思いを発信するようになって感じることがある

発信することが、多くを受信することにつながる。

自分の病気のことをウェブに書いた。当時は、精巣《せいそう》がんの当事者として赤裸々《せきらら》に書いている人はいなかった。

幾人もの人が連絡をくれた。


そのうち、精巣がんにならなければ会わなかったであろう人たちのつながりができた。

私をいろいろな人に出会わせてくれる仲間ができた。

私の思考が大きく広がった。


甲状腺《こうじょうせん》がんになったときも、不安な気持ちや状態をインターネットに書き続けた。

たくさんの同病や医療者の方が連絡をくれた。安心感も得られ、たくさんの知識もいただけた。

自分が思うだけではだれにも何も伝わらない。
自分が声に出すことでだれかが反応してくれる。
仲間ができる。
病気になったから、多くの素敵な仲間がいる。

「医療者や病院の選び方」を知ってほしいだけではない

この本を通して、自分が受ける医療を決められるスキルを身につけてほしいと思っている。

自分の身体を考えること。それは、そもそも、自分の人生を考え、今日一日の過ごし方を見直すことにつながる。
その習慣が、自分の人生を豊かにしてくれると私は実感している。

それが、運命を受け容れられるようにしてくれる。
それが、医療を「近くする」。
それが、互いの理解につながる。
それが、仲間をつくる。

そう願って、私はいま患者と医療者をつなげ、よりよい医療環境を実現するために、全国各地で講演や研修活動を行っている。

目次

第2章　自分を見つめなおすススメ

第3章　情報を見分けるススメ

第4章　「からだの専門家」になろう

第5章　失敗しない医療者の選び方・付き合い方

第6章　失敗しない病院の選び方

第7章　失敗しない薬局の選び方

第8章　自分の「要望書」作成のススメ

第9章 学べる「場」に参加する

医者・病院・薬局
失敗しない選び方・考え方

——病気でも「健康」に生きるために

第1章

「健康」を考えるススメ

自分にとっての健康とは？

いきなりですが、質問します。

「自分にとっての健康とは、具体的に何がどうなった状態ですか？」

自分の健康観を、時々でいいので考えてみるのが大切だと私は考えています。

本当にいろいろな回答があるものです。

私は、

「家族が笑顔でいられること」

「おいしくお酒が飲めること」

ですね。答えが一つに決まっているものではありません。

健康のイメージは、人それぞれ。いままでの生活、経験、思想、環境などによって、異なるとともに、必ずしも「病気にならない」「医療にかからない」という意味ではないことを実感してみましょう。

ふだんの生活のなかで何気なく使う「健康」という言葉。

例えば「健康のために毎日一万歩を歩きましょう」というセリフも、合う人と合わない人がいるということ。「健康のために〜」と聞いて、食事や生活スタイルを変え、新しい何かに取り組んでいる方が多いですが、それは本当に自分の考える健康――「健康な生活像」に合っているのでしょうか？

「健康によい」という言葉に振り回されていませんか？　健康とは人によって違う意味をもっているのです。自分に合った「健康によい」をしっかりと見極められる知恵を、この本を通して、一緒に考えていきましょう。

私の言う健康とは、「生きる目標があり、それに向けて自らの意思で行動できること」です。

私は、日本の医療を取り巻く環境や習慣を変えたいという強い思いがあり、そのためには市民の意識を「主体的に」変えるという目標があります。そのために、こうやってパソコンに向かい文章を書き、講演や研修の講師として各地を回り、日々何をするかを、私自身の意思によって決めています。

「健康」という言葉について、もう少し深く考えていきましょう。

「平成26年度版　厚生労働白書」という厚生労働省が発刊した文書のなかで、健康について次のように書かれています。

「『健康』といえば、まずは身体的なものを思い浮かべることが多いのではないだろうか。しかし、ただ表面上病気でなければいいというものではない。肉体的にも、精神的にも、更には社会的に見ても、全てが良好な状態でなければ、健康とは言わない」
（「平成26年度版　厚生労働白書」２ページより抜粋）

つまり、健康とは、病気をしないことや医療の世話にならなくてもいいことではなく、心が落ち着き、生活に困窮することなく、平穏な日々を確保できてこそ、得られるのですね。

「肉体的に良好な状態」。自分を振り返るといかがですか？

一言で言えば、病気になっていない、ということですよね。風邪やねん挫などのように、ほぼ完ぺきに、時間をさほどかけずに治る病気ならば、さほど健康に関する問題にはならないでしょう。しかし、私が患《わずら》っているがんや、糖尿病のように、治るのに時間や手間が必要だったり、そもそも治らない病気があると、肉体的健康とは言えなくなるのかもしれません。医学や医療とは、まさに「肉体的に良好に保つためにある技術」と言えます。

「精神的に良好な状態」。自分を振り返るといかがですか？
毎日の生活や仕事のなかで、イライラやプンプン！　がなく、寝る前に「今日も一日が楽しかったなぁ～。明日もいい一日を過ごせそう！」と思えたら素敵ですね。精神的な安定のためには、オフの日にはスポーツジムに行くなど、自分の趣味をもち、意識的にそういう時間を優先する方も多くいますよね。

「社会的に良好な状態」。自分を振り返るといかがですか？
自分の住む家があり、明日の生活に不安がなく、当面は困らない毎日が続く。人によっては肩書があることで安心する方もいるでしょうし、仕事があることを望む方もいるでしょう。社会的な立場や地位も年齢が高くなるほど気になるものですし、通帳に記載されている金額からわかる生活費だって、自分の社会的な健康のためには必要な要素なのです。

病気があっても健康になる

厚生労働省や世界保健機関（ＷＨＯ）は、「肉体的」「精神的」「社会的」のすべてが健康には必要だと言っています。

そうなると、常にこの先の通院日が決まり、毎日薬を欠かせない私は「肉体的」に健康はありえない？

いや、そういう意味ではないでしょう。「幅広い視野をもって健康を考えましょう」という意味だと私は解釈しています。

私がもつ疾患《しっかん》を紹介します。

まずは「二分脊椎《にぶんせきつい》」。

生まれる前、母親の胎内にいる段階で発症する病気。背骨（脊椎）が二つに分かれてしまい、中に納まっている中枢神経がそこから飛び出てしまっています。そのために、飛び出た部分から先の神経がうまく働きません。私の場合は、腰から下で、触ってもあまり感じない「感覚障害」や、膀胱《ぼうこう》、大腸の動きが鈍い「排泄障害」、足の筋などの成長、バランスがあまりよくない「運動機能障害」があります。日常生活では杖を使いよたよたしながら歩きますし、酒を飲みに行くと頻繁《ひんぱん》にトイレに行きます。靴ずれを悪化させて歩けなくなることも。

次に「精巣《せいそう》がん」。

大学３年の20歳のときに発症しました。「あれ？　キンタマの大きさが左右で違うなぁ」と思い、医師に診てもらったら、がんでした。手術と抗がん剤治療で退院するも、４年後に再発。再度の手術と抗がん剤治療を行いました。

最後に「甲状腺《こうじょうせん》がん」。

46歳のときに発症しました。厳密にいえば、発症確定後にレントゲン写真を遡《さかのぼ》ると、その2、３年前から転移しているがんの影が映っており、どうやらその頃に発症していたようです。がんの確定後、手術と放射線治療をするも取り切れず。しかし、がんの進行速度は遅いので、経過を見ながら治療のタイミングを考えています。手術において甲状腺という臓器を取り甲状腺ホルモンをつくれない身体になりましたので、毎日の服薬で補っています。

こうやって複数の病気をもち、日々の生活をしている私。

でも、心身ともに健康に思えて仕方ないのです。

それは、「精神的」「社会的」に充実した毎日を過ごし、健康に固執するのではなく「自分の人生を自分らしく生き切ればいい」と考えているからです。


そして、生き切るためには、チャレンジし続けることが大切だと私は考えています。

10年前の自分が、10年後のいまの自分をイメージした際、スマートフォンをいじっているとは到底思っていません。30年前の自分はパソコンが何かすら、ろくに知りませんでした。50年前の医療では、私の疾患「二分脊椎」では生き延びることさえ難しかったのです。

世の中は、すごいスピードで変わってきています。

10年後、30年後、50年後の様子なんて、だれにもわかりません。


少し視点を変えてみましょう。

いまの自分がいまのままの生活を維持しているだけならば、これだけ変わる社会に置いてけぼりにされることになります。

変わらない生活を送るとは、どんどん遅れた生活になっていくことを意味します。スマートフォンを使った経験がないからといって使わなければ、友人との連絡に苦慮《くりょ》し、疎遠になっていくでしょう。実際に、私は、名刺交換してもSNSを使わない方とは、その後に連絡を取り合うことはほとんどありません。逆に、SNSに近況をアップする方とは、親しい気持ちになり、気軽に連絡を取り、会いに行き、仕事の依頼をしあう場合もあります。

つまり、社会的な健康を保つためには、いまの社会についていくという意識と行動が必要であり、新しい文化に興味を示し、自分の生活に取り入れ、チャレンジし続けることが必要です。

「それは若い人の道具」といって手に取らないのではなく、「それは私にも使えるかもしれない道具」として手に取って、興味を示すこと。それが健康を保つ秘訣《ひけつ》の一つなのです。

自分の人生で達成したいことを公言する

私には70歳代の母がいます。わが家からは遠方で一人暮らしをしています。

その母に私が教えていることがあります。それは、タブレットを活用したSNSにより連絡を取り合うことです。本人がやりたいと言ったわけではありませんが、ストレスがたまらない範囲で、新しい文化にチャレンジし、自分の生活を変えていく楽しさを体感してもらうことは、それもまた健康を維持する手段の一つだと私は考えています。

ダンスを始める、SNSを始めたなど、どのようなことでもいいと思いますが、チャレンジし続けている日々の姿こそが、「健康」といえる状態なのではないかと思います。

そして、その健康を通して、新しい知見を得て、脳に刺激を与え、生活が活性化し、出会いがあり、世界が広がり、それが充実した毎日を過ごす秘訣になるはずです。

では、質問です。あなたがこの一年に達成したいこと、やり遂《と》げたいことは何ですか？

自分の人生で達成したいことを考える機会ってあまりありません。しかし、そういう質問をすると、なんだかんだと思いが出てくるものです。

私の祖母は、生前、自分が入るお墓を掃除したいと言っていました。

私の父は、幼少期を過ごした思い出の地を巡《めぐ》りたいと思っていました。

その自分の人生で達成したいことを、漠然と思うだけではなく、しっかりと文字にしてだれにでもわかる形にして公言することが、健康を維持するには有効だと私は考えています。

しかし、いきなり「人生で」と言うとどうしても大きな目標を考えてしまうのが人間のサガ。それを掲《かか》げたところで大きすぎて何をしていいかわかりません。

まずは、この一年で達成したい目標ぐらいを考えるのがよいのかもしれません。

そこで、提案です。

年賀状に、この一年間に達成したいことを公言しませんか？

例えば「今年は、昔からの夢だったハワイ旅行に行ってきます」のように。

年賀状をつくる際に、前の年の賀状を参考にしますよね？　その際に、自分の一年前の達成したいことを目の当たりにして、達成できたかどうかを反省できます。

私の年賀状には、達成度を○×で振り返った昨年の目標と、数値を盛り込んだ今年達成目標を箇条書きで書いています。公言してしまうとおのずと取り組むようになるものです。

もう一つ提案です。

ＳＮＳの自己紹介欄に、自分の人生の目標を盛り込みませんか？

私のＳＮＳのプロフィール欄には「患者の側からよりよい医療を実現させる」という自分にとっての人生の目標を公言しています。

それにより、Twitter のフォローや Facebook の友達申請は医療系の方からが自然と多くなっています。そうなると、逆に自分の目標に近い方と出会いもあるし、情報も入ってくるようになります。

言ってしまう、書いてしまう、そうやって、自分をいい意味で追い込むことで、やりたいことがより具体的に実現に向けて動くと思います。

そう簡単に言われても……。何も浮かばないという方もいますよね？

どうすればいい？

生活のなかで楽しいことや趣味を考えてみてはいかがでしょうか？

例えば、釣りが好き。何回行きたいですか？　何を釣りたいですか？　だれと行きますか？　好きな釣りのなかでも、特に何をしたいのでしょう？　そう考えていくと、今年は孫を川釣りに誘ってみようかな、などと、新たにしたいことが見えてくるかもしれません。

ときに、しなくてはならないことから考える方もいます。

例えば、私は、昨年父を亡くしましたので、遺品整理をしなくてはなりません。それが健康につながるのか？　自分の心のつっかえが取れて、心配事が減り、穏やかになれると思えば、それもまた健康になる手段の一つかもしれません。

今日一日の過ごし方を考える

時間を自由にできる一日があるとして、何をしましょうか？

「何もしないぜいたく」などという日があるのかもしれません。

でも、思考がまったく止まることはあり得ませんし、24時間本当に何もしないこともあり得ません。

ただ、自由なことを好き勝手にしてよいというのならば、自分の健康のために時間を使いませんか？

そこで、「あなたがこの一年に達成したいこと、やり遂げたいこと」へ向けて、時間と手間を割《さ》いてみましょう。

ぜひ、今日一日の有意義な過ごし方を考えてみてください。それが、あなたの健康を守り、生き生きとした人生を送るすべになるのです。

立てた目標が「友達と温泉に行く」だったのならば、友達にお誘いのメールをしつつ、図書館に行って温泉のガイドブックでも借りてきましょうか？　つい、相手の都合を妙に推《お》し量《はか》ってしまい、メールは先送り。もう少し涼しくなったら、なんて考えていたら、目標を実現できません。今日できることは今日やる！

意味もなくテレビを見てしまう、一日中昼寝をして時間を過ごしてしまう、そういう日がいけないというつもりはありませんが、せっかく見出した達成目標……、それを活かして、目標に向けて動き出してほしいのです。

自分で考えた目標です。それに向けて行動するのは、自分自身しかいません。今日一日の行動を決めるのも、自分自身しかいません。

健康によいと言われると、それに流される方はたくさんいます。

医師にしっかりと身体を動かすようにと言われたので散歩に出る。散歩がいけないのではありません。自分の健康観を考えないで言われたことだけを行動しようとしているのならば、少し考えてほしいということです。どうせ散歩に行くのならば、自分の好きな温泉に行くこととつなげて考えてみてはいかがでしょう？

例えば、温泉は山が多いから、ハイキングと合わせていこうかな。そのためには、日々歩くという意識をもちたいな、というように。

逆に言えば、自分の健康観と合わないことは、長続きするわけありません。

例えば、テレビショッピングで宣伝されていた健康によい食品。その宣伝文句を鵜呑《うの》みにして、自分の健康観を考えることもなく、すぐに電話するのはどうなのでしょうか？　電話する前に、自分の健康観を見直し、それに合うかどうかを考えたいですね。

私は、毎朝、今日一日にやるべきことをメモ用紙に書き出して、ズボンのポケットに入れています。もちろん、すべてが健康に関することではなく、生きていくうえでやらねばならない事項もありますが、一日に一つは、自分の健康観に向けたことを取り入れるという意識をしています。やることを一つ終えるとメモにサッと横線を入れて消していく。少しの快感。

……そう考えたら、この本を読んでいる、いまのこの時間は、あなたの健康を実現してくれますか？

もしかしたら、そっとこの本は閉じ、行動を変えるのがいいのかもしれません。

健康という言葉に過剰反応している方も大勢います。

身体にがんができた！ と言われると、それを取り除かないといけない？

私は、甲状腺がんが体内に散っています。でも日頃の生活には困りません。だったら、がんがこのまま体内にあってもいいと思っています。

私は、二分脊椎症のために歩き方がおかしく、補装具という特別な靴を履《は》かないと外出ができません。もちろん、手術とリハビリテーションを繰り返してより歩け、さらには走れるようになるという選択肢もあります。しかし、不便はあっても、ふだんの生活ができているのならば、それでいいと私は考えています。

病気があっても、考えと生き方を変えることで、健康になることはできる。私はそう思うのです。

自分にとっての、「健康」の定義はなんですか？

家族や仲間同士で、思いつく項目を挙げてみると、それぞれの生き方が見えてきて、面白いです。

第2章　自分を見つめなおすススメ

病気と向き合う段階

自分が病気になった方は、すこし客観的に自分を捉《とら》えてみましょう。
病気が発症してから今日まで、病気に対する気持ちの変化がいろいろあったと思います。

その変化について、精神科医エリザベス・キューブラー・ロスは著書『死ぬ瞬間』でだれもが同じような段階を経るとして、「否認と孤立」「怒り」「取り引き」「抑うつ」「受容」の5段階を示しています。もちろん、それを否定しはしませんが、患者会などで多くの患者と出会い、相談し合うなかで、私はすこしだけアレンジして考えています。

それは、「驚愕《きょうがく》」「拒否」「孤独」「融和」「受容」「活動」の6段階があると感じています。

【驚愕】「まさか！　この俺が!?」

医師に告知され、だれもが思うはず。そりゃ、病気とは思ったけど、まさかそんなに悪いとは。ストレスもそんなになかったし、いまでもピンピンしているけどなぁ。

私も46歳で甲状腺《こうじょうせん》がんが告知されたときは、もう驚愕。自覚症状もないのに、ステージ４ですか！

【拒否】「そんなはずはない」

多くの方は、いったんはこんな気持ちになるのでは。病気に限らず受け容れがたいことが起きたときに思うこと。

私は、この拒否があったために、自分の症状をインターネットで検索し、他の病気の可能性を模索《もさく》しました。

【孤独】「なんで俺だけが⁉」

家族や仲間のなかで、いまの自分をだれも理解してもらえないという気持ちになりませんか？　一方でいままでと何ら変わらない周囲の方との距離を感じる。

病気に関していたわりの声をもらっても、あなたに私の気持ちがわかるわけない！　という感情。

【融和】「みんなもそうなのか」

病院や患者会、あるいはインターネットで検索しているうちに、同じ病気の仲間がいることを知り、情報を得ていくと得られる段階です。孤独感が薄らぎ、他の患者はどうしているかなどに興味がわき、自分の闘病の参考にする余裕も出てくる頃です。

【受容】「そんなもんだよな」

ある意味、運命ともいえる病気。そこに抵抗や反発するのではなく、受け容れる段階。あきらめるという感覚の方もいるでしょう。

私は、なるようになるし、なるようにしかならないよね、という感覚です。

【活動】「だれかの役に立ちたい」

この段階まで行く方は少ないかもしれませんが、病院の待合室で出会った同じ病気の方に自分の経験を話したり、患者会に参加し自分の実体験を表出するようになります。

私は、インターネットで「甲状腺がんリアルレポート」として自分の経験をだれにでも見えるようにしています。

病気になった自分。それが予想よりもはるかに厄介《やっかい》だとわかったとき、どうしても自分の感情をコントロールするのは難しいでしょう。

経験や知識のない、新しい病気であれば、特にそうなり、不安になり、場合によっては自暴自棄になり。それが当然だと思うのです。

そこで、いまの自分は、どの段階かなと、自分を客観的に見つめてみる。そんな時間があってもいいと思うのです。

もちろん、全員がこの段階を経るわけでもなく、また違う段階があってよいと思います。それならばそれで、私が提示したこの6段階とは違うという点を考え、その様子をぜひ教えてほしいと思います。

私の6段階

すこし私の話をさせてください。

私の生まれつきの障がいである二分脊椎症《にぶんせきついしょう》。あまりに幼い時分ですので、「驚愕」「拒否」の段階はなかったと思います。多くの方が、自分の手が2本であることに疑問を抱《いだ》かないように、私も歩き方がおかしい、下半身の感覚が鈍い、頻繁《ひんぱん》の通院が必要などということにまったく疑問のないまま、幼少期を過ごしました。

しかし、学童期からの「孤独」の気持ちはずっと続いていました。学校へ通い始めた6歳の学童期から、大学へ入学した青年期になっても……。学校へ行けば、自分の身体で悩んでいる友人なんていません。体育の授業があれば私だけついていけません。当時はインターネットもありませんから、まさに自分だけが他人と違う身体だという思い込みで、親や学校の友人ともよくぶつかり合っていました。「融和」の感覚は、小学校高学年の時期に患者会へ親が連れて行ってくれた頃に始まります。二分脊椎症の子どもたちが集まるこの場だけは、みんなと同じ身体であることを認識し、仲間がいる安心感がありました。この時期は、学校では「孤独」、患者会では「融和」が続いていたようです。

20歳になり、大学3年生の私は大きな変化が訪れます。それが精巣《せいそう》がんでした。がんになった私は、命を落としていく同じ病室の方を目の当たりにします。直接命を落とすことはまれな二分脊椎症に関しては、「受容」という感覚。それは、その後、この患者会の会長に就任する、すなわち「活動」へつながります。

このように、とても長い時間を経て、段階を進むことになり、さらにはきれいに次から次の段階へ行くのではなく、生活のなかで与えられた役割や人との関係性のなかで、いくつかの段階が表れたり、ときには戻ったりしつつ、気持ちが変化していくものなのでしょう。


精巣がんではどうだったでしょうか？

当時、大学3年生だった私は、当時の主治医から「がん」という単語は直接聞きませんでした。「相当に厄介な病気」という説明でした。病気について説明された私は、「驚愕」です。治療は手術と投薬で3ヵ月はかかると言われ、どうしてそんなに治療に時間がかかるのかも十分に理解できていません。インターネットがない時代。10万人に一人というまれな病気である精巣がんに関する書籍もなく、情報源は主治医だけでした。情報がない私には「拒否」はあまり感覚としてありません。それよりも「孤独」が強くありました。特に、治療により大学を留年し、学友と学年が変わるという現実をなかなか受け容れられませんでした。悔しい、残念……勉強をさぼったわけでも、悪いことをしたわけでもないのに。

治療が始まり、入院すると同じ病室の方々と仲良くなり「融和」と「受容」がほぼ同時期に表れます。先輩患者たちは淡々と抗がん剤による治療を受け容れています。副作用の辛《つら》さも共有しながら、そしてその対処法もみんなで話しながら。私は入院の際に大部屋に入り、カーテンを開けておくのは、この「融和」と「受容」ができると考えているからであり、それはいまの入院生活でも実践しています。

退院後、インターネットが普及し始めました。たまたま私は職場でインターネットを活用する業務についたため、自分のことを何か発信してみたいと思い、精巣がんについて発信してみました。「活動」です。

日本で初の精巣がん患者自らの情報発信だったということもあり、かなりのインパクトがあったようです。幾人もの見知らぬ方から連絡がありました。当時の社会において、見知らぬ方に連絡を取るというのは、とても不思議な感覚でした。

しかし、それが縁で、実際にお会いし、深いつながりをもつ仲間ができ、それが人生にとって大きな糧《かて》になることを実感します。自分の病気から、プラスが生まれ、それがより大きな自分の成長へと導いてくれる……。驚きの体験です。

精巣がん仲間から、患者会をつくりたいと相談を受けたのは、自分が精巣がんになってから20年近くが過ぎてからでした。もちろん、「活動」の重要さを実感していた私は、微力ながらお手伝いをさせていただくことにしました。

人生にプラスをもたらすがん体験

先天性身体障がい者とがんサバイバーの二つの役割から「活動」をしていた私は、新しい発想を見出せました。

「病気とは人生でマイナスである。でも、病気とは人生に大きなプラスをもたらす可能性がある」

大学在学中に抗がん剤などの薬を使い、医療の力で復学できた私は、卒業後は医療の分野に携《たずさ》わりたいという思いがつのります。電子工学を専攻していた私の大学に医療分野の企業からの就職情報はまったくなく、就職活動は困難を極めます。しかし、第一製薬(現・第一三共)が私を採用してくれました。自分の体験が、自分の生きる方向性を見出す。自分の体験が、世の中の役に立てる。

私の「活動」はより強くなり、また実感も増していきました。

多くの患者たちと出会い、その実態を知ることにより、「活動」の視野が広がります。

それは、もっと多くの患者が「受容」「活動」の段階に早く到達し、一人ひとりの本来の人生をまっとうしてほしいと。

自分にとって何十年もあった私の「拒否」「孤独」は、人生のなかでマイナスでした。しかし、「活動」の段階までいった私は、毎日が楽しいのです。人生を謳歌《おうか》できたのです。

製薬会社では製薬、製剤に関する研究所で13年間働きましたが、患者として「活動」できる機会を増やすために、会社を辞め、独立して活動する道を選びました。

独立して10年。

今度は、甲状腺がんの発症でした。また違う6段階を経験しています。

ある日、精巣がんの主治医から言われます。CT画像を診た放射線医からの指摘で、怪《あや》しい影があるとのこと。

そこで別の病院へ行き、原因を探ることに。その原因はまさに「驚愕」でした。その怪しい影は、転移したがんであろう。すでに遠隔転移しているのでステージは4となる。怪しい影の段階でがんは予想していましたが、転移？　ステージ4？？　自覚症状はまったくありませんけどぉ〜！

そのときから「拒否」。インターネットでとにかくわかる範囲の情報を入力しては検索の繰り返し。でも、出てくる回答はいずれも甲状腺がんを示します。

独立した仕事もそれなりにうまくいきかけているいま、気持ちは「孤独」に。妻にもなかなか本音を言えません。5年生存率のデータが、私の人生に終わりが来る可能性を示唆《しさ》します。

精巣がんを経験し、がんに関する「活動」をしていたことで、ありがたいことに私の周りにはたくさんのがん仲間がいました。当然、甲状腺がんの方も。そのおかげで「融和」までの時間は短く、「受容」もしやすい立場だったと思います。しかし、いくつかの事業は解散、縮小、そして撤退することを決断します。急に人生を終えなくてはならないときがくることでしょう。その準備です。一方で、自分の甲状腺がんの様子を表出したり、自分の講演のなかに盛り込むなど「活動」につなげています。

事業の見直しを余儀なくされた甲状腺がんですが、それは私の事業の選択と集中を推《お》し進めるきっかけでもあり、さらなる強みとしていまは活かせるようになりました。

これからは、私が患者として体験してきたことを活かせる事業に特化していきます。

まさに、いまの自分は、患者という立場がなくなったら、何も強みがなくなってしまいます。

いま、私には多くの仲間がいます。それは、私が患者という立場で活動しているから。

その活動を通じて出会い、語り合い、刺激し合うことを通して、仲間になった方々です。

こんな仲間たちと、これから何をしたいかを対話しているときが、最も楽しく、ステキな時間なのです。

運命を受け容れるという考え方

ときに、私のことを「強い」と表現する方がいます。

しかし、それは私の感覚とは、ずれています。

あえて私の強みを言えば、自分をすこし客観的に見る機会をつくろうと工夫している点だと考えています。


例えば、だれもが嫌がる「死」。

死ぬことを嫌がるから、死なないように治療をがんばるのですよね？

どうして？

よく考えてみると、だれも経験していないから、むやみに恐れているってことはないですか？


何も死を勧《すす》めているのではありません。

人には必ず死が訪れます。しかし、その後のことを知っている人はいません。
だから、それを後送りにしようとしているように、私には見えるのです。

私の身体はふつうの方とは違います。
この身体になった経験がないから、みなさんは、私に治療させようとするのではないですか？　確かにもっと歩けたら便利だろうとは思います。でも、この足でもいいのではないかと私は思うのです。

同じように、がんにならなければ、もっとたくさんの楽しいことを経験できるかもしれない。でも、これぐらいの人生でもいいのではないかと思うのです。

生きているという運命がある以上、生きていく。
でも、死を迎えるという運命が生じたら、死を受け容れる。

ただし、もちろん、私自身も葛藤《かっとう》や気持ちの揺らぎはあります。

先日、大学の講義の後に学生に質問されました。

「どうして治療を受けているのですか？」

最低限の治療は受けています。

一方で、運命は受け容れると言っています。

確かに、矛盾《むじゅん》です。

私は主治医に「標準治療」はするが、「先端医療」はしないと意思表示しています。

その場で、私は返す言葉がうまく出てきませんでした。

帰宅し、ゆっくりと考えます。


見出した私の治療する理由は、二つ。

一つには、大切な家族と仲間に、迷惑と苦悩を感じさせたくないということ。

何もせずに死を迎えれば、「もっと、治療すれば治ったのではないか」「治療法を教えなかったのは悪かったのではないか」という負の気持ちを遺族や仲間は考えてしまう。

それを無意識に避けているように思うのです。

もう一つには、生きていたいという感覚ではなく、湧《わ》き出てくるやりたいことを実現させたいのだということ。

自分が考えるやりたいことは完遂《かんすい》させたいという欲望が、いま命を終えることができないという気持ちにさせています。

死が怖いのか？　自問自答しましたが、その感覚はないのです。

死を知らないから多くの方は怖いと感じるだけ。知らないことは、怖いのではなく、楽しみもあります。しっかりと情報を得ていれば、死もむやみに恐《おそ》れるものではないと私は考えます。

あえて言えば、寂しい。家族や仲間と会えなくなるのは寂しいですね。

自分がやりたいことを途中で断念するのは、確かに寂しいです。

第3章　情報を見分けるススメ

「情報」にだまされやすい自分を理解する

そもそも、私たちは、たくさんの情報にだまされていますよね。

テレビのコマーシャル、雑誌の広告など、たくさんの情報があふれています。しかし、自分の想像していた製品と違うことはよくある話。

数回使った後は単なる置物になってしまった健康器具、おいしそうな写真に釣られて入ったものの、さしておいしくなかったレストラン……、あなたにだって、思い当たる経験は少なくないでしょう。

いや、逆に、情報にだまされることが当たり前になってしまい、気づいていないケースが多いはずです。

自分の情報分析能力なんて、そんなにあるものではありません。

私も、ときにインターネットで飲食店を検索し、ユーザー点数が高い店を選んで予約します、期待して。しかし、飲食店を経営していた経験がある私は、そのサイトで点数を高くするサービスを購入しないかと持ち掛けられた経験が何回もあります。人をだますことが前提になったサービスですね。

ようは、人はだれしもだまされることを前提に生活しており、それを客観的に俯瞰《ふかん》しないと、本当にだまされてしまいます。

ある書籍の帯にある「○○大学教授推薦！」。

雑誌の広告にある「私はこれでダイエットに成功しました！」。

テレビの食レポにある「これは本当においしいですね！」。

自分の感性をくすぐられたときに、それは本当なのかを一歩下がって考えてみたいものです。

それが単なる物販ならばお金の無駄遣いで済む話。しかし、健康に関しても、だまそうとしている情報が氾濫《はんらん》しているのが事実。

私ががんの治療を受けている際、多くの友人、知人が、いくつもの商品を紹介し、ときに病院にまで送ってきました。悪気はないのはわかりますし、気持ちはうれしいのですが、それらの効果をきちんと見分けられる目を養う必要をつくづく感じたものです。

新聞を広げてみてください。

健康に効き目があるような商品の広告が毎日のように掲載されています。実際に、今日、私が広げた大手新聞には、全面広告があります。

新聞の全面に広告を出しても利益を出せるほどの売り上げがあるということでもあり、多くの方が情報に踊《おど》らされていると推察できます。

実際、ほぼ毎日、どの新聞にもこのような広告が掲載されています。もちろん、新聞社にとっては広告収入が必須ですから、広告掲載はやむを得ないこと。

健康を目的にした雑誌を広げてみてください。

記事のなかには、堂々と広告をページの隅《すみ》に載せているものの、まるで雑誌の取材記事と同じような書体、文面、写真が掲載され、記事の最後には商品名や注文方法が掲載されています。まるでこの雑誌社がこの商品を推薦しているかのように、文字巧《たく》みに読者の目に入ってきます。

先日、ある病院に見学をした際に、待ち合いスペースに置かれている健康を謳《うた》っている雑誌。それなりの厚さのある雑誌にも関わらず、無料で自由に取っていってよいとのこと。手にして驚きました。すべてのページが、健康食品などの広告だけでした。どれ一つとして、記事をしっかりと読み込むと本当に健康によいことは科学的に実証できていない商品であることとわかります。しかし、この「読み込む」が私たちには難しいですよね。

ウェブのページに表示されるバナー広告をみてください。

あなたのパソコンにはどのような広告が表示されますか？　その広告のバナーにはＰＲなどと書かれているものの、最近検索したワードに関連した商品の紹介などが並ぶことでしょう。いま自分の必要としている品や情報が気持ち悪いほど的確に表示されます。

そして、疾患名で一所懸命に検索した後などには、ときに到底保険診療では認められないような治療を推奨するクリニックの広告や治療法の紹介が表示されます。最近は大手の検索サイト会社が、いわゆる怪しい健康情報などは表示されないようにロジックを作っているそうですが、それでもいまだに私のパソコンには、いくつかのだまされそうな広告が表示されています。

いずれにしても、氾濫している様々な情報は、基本的にだますことが前提に作られていることを、私たち消費者は常に意識しなくてはならない時代と言えます。一部に広告規制などの法律はありますが、実際に取り締まるのは相当に難しい現実。だとすれば、私たち読者の側が賢くなる必要があるようです。

医師は信用してはいけない

医師が言うことは正しいですか？

多くの医師は、日々努力していますし、人間的にも魅力のある人が多く、私は信用しています。しかし、医師も人間。１００％はないと私は考えています。

例を挙げましょう。

甲状腺《こうじょうせん》がんが見つかって主治医からは手術と放射線治療を勧《すす》められた私。インターネットなどで調べても妥当だと考えていました。でも、甲状腺の分野がもともとの専門で、セカンドオピニオンを専門に行っている有名な医師に以前から興味をもっていました。彼は、漫画や本などで多数取り上げられており、有名人も多数診察し、いまの日本の医療体制に対する批判や懐疑的な意見を述べている医師です。おりしも、私が甲状腺がんになったのですから、患者としてその医師のもとにセカンドオピニオンを受けに行ってきました。

30分で３万５０００円。うむむ……。

その医師は、主治医から渡されたＣＴを見て、がんがあることを確認したうえで、私へ

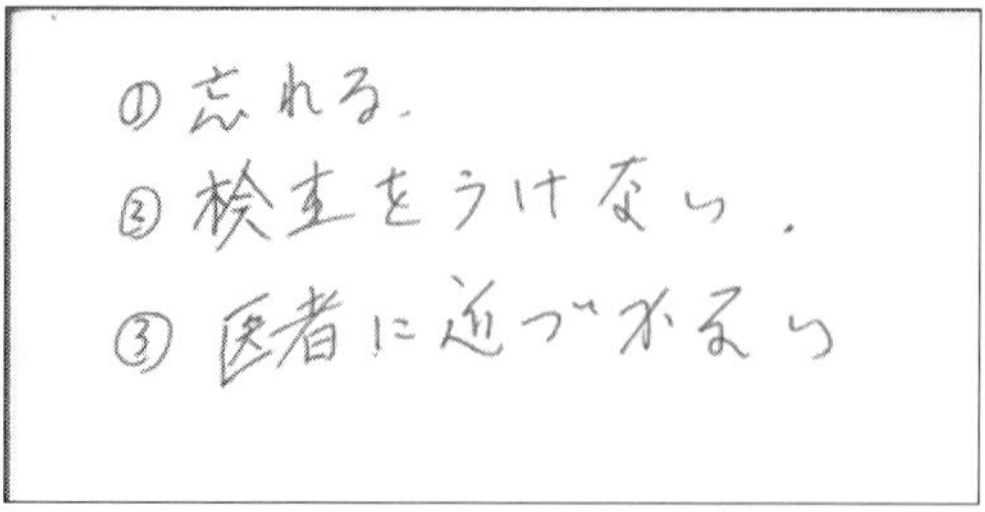

実際に医師が私に書いてくれたメモの一部

の三つの指示をしてきました。

① 忘れる
② 検査をうけない
③ 医者に近づかない

がんはあるけど、それを忘れなさいというのです。検査も必要ないし、がんがあるというような医師に近づかないようにということでした。その理由としては、治療をしてもしなくても5年生存率は変わらないということです。

有名大学にいたという経歴もあり、何百万部というベストセラーの本も出している医師からの、明確な指示。

手術や治療をしてもしなくても結果は同じだという情報提供は、一部において合っていますが、データの読み方や生き方に即しているとは思えません。あなたの人生は5年後だけで判断するのでしょうか？

もちろん、この医師を信じている方もいるわけで、その患者や家族を責めるつもりはありませんが、本当にそれでいいのでしょうか？　5年だけ生きたいという方ならばそれでいいかもしれませんが、もっと長い目で生きていきたい私は、その医師を信じることはできません。

こんなにとんでもない医師はそうそういるものではありません。しかし、がんなどのように治療が大変な病気になると、正常な判断ができなくなる可能性があります。そのタイミングで、こんな医師と出会ってしまったら……、対処できるのは自分だけなのです。

患者は当然、辛《つら》い治療や痛そうな手術を受けずに、病気を治したいという心理をもつものです。成果が同じだと言われたら？

ここに大きな落とし穴があります。そもそも、自分が目指す成果とはなんなのでしょう？　それを冷静に考えてから医療にかからないと、医師が言う成果を目指すだけになります。

病気を治すことだけが成果ではない、がんという病巣を抱《かか》えていても自覚症状がないのだから、自分らしい人生を送りなさい、という考えに立てば、実はこの医師の方針は間違っているとはいえません。

私は、この医師と実際に会うまで、どうしてこのような医師のもとに多くの患者が出向くのかが理解できませんでした。

しかし、実際に会って思ったのです。「医師として信じる」と、「人として頼る」は別なのだと。そして、もし、この医師と、医師・患者という立場ではなく、人生を語り合う仲間として出会っていたら、私は共感する部分があるのではないか、と。

この医師を責める前に、自分が、どういう人生を送りたいかを考えること、そして、医療に何を求めているかを明確にすることが大切なのだと、学ばせてもらいました。

医師も人間。自分の人生を預《あず》けてはいけないのです。

不信情報を見分ける

怪《あや》しい情報、不信な情報はどうやって見分ければいい？
それは、自分が、ある商品を売る側、サービスを提供する側の気持ちになること。
具体的にどういう点で見分けられるかを挙げてみましょう。

①　個人の感想が大々的に出ている

まずは「個人の感想です」の表記が記載されていたら、その製品は疑うべきかと思います。

本当に何かの効果があるのならば、たくさんの事例を集めて、データを集計し、その効果をうたうはず。それが出せないから、個人の感想を掲載する。あくまで個人ですから、あなたに効果がなくても、だれも責任を負わないですよね。

② 一見科学的に思えるが、製品とは違うデータが表示されている

科学的なデータが出ているとしたらそれをよく見てほしいのです。○○という成分が身体にもたらす効果のデータなどと書かれている場合、その○○は効果があるのかもしれませんが、この製品に○○はどれぐらい入っているのでしょう、あるいはその○○は本当に身体に吸収されるのでしょうか？

③ 明確にどのような方に適しているか書かれていない

製薬会社が新聞広告などに使っている写真を見ると、ダイエットが必要な方や、頻尿な方など、どのような方に適しているかをイメージできると思われますが、よくタイトルや文章を読んでほしいのです。対象者がどういう方なのか文章として書かれていません。

つまり、期待して買ったものの効果が出なかったとしても、写真を見て勝手に思い込んだ購入者が悪いのです。販売している製薬会社は何も言っていないのですから。そんなだましは常套《じょうとう》手段です。実際に効果を書けないのです。

情報が欲しいならば情報発信する

情報を見分けるにはどうしたらいいかとよく聞かれます。結論を言えば、「絶対」という決め手はありません。なぜなら、だます気がある情報を出す人は、消費者の心理を相当に検討し、そこを突くよう努力をしています。一方で、まっとうな情報を出す人は、法的な制限も十分に配慮するため、どうしても使える言葉にも限界があります。

そうなれば、どちらの情報が、消費者である私たちにわかりやすく、心に突き刺さってしまうかは明らかです。

そこで、私が推奨《すいしょう》しているのは、情報が欲しければ、情報発信するということ。

自分にとって大きな治療を医師に勧められたならば、その状況と、何の情報を欲しいと思っているかを、ＳＮＳに堂々とアップするのです。そうすることで、様々な情報がコメントやメッセージとして届くことでしょう。

実際に、私は甲状腺がんの治療法の提示があった際に、ＳＮＳにＣＴ画像や医師から提案された治療法などを掲載し、たくさんの情報を頂戴しました。

「私も同じような治療をしました。がんばりましょう」

「その治療法だと、その後は……」など。

手術後、何年も生きている方からのメッセージは本当にうれしく、力強く感じました。

実際、妻が甲状腺がんの手術をして37年間生きたという方の話をいただいたときには、自分の将来が明るく開けたものです。

さて、インターネット上でオープンにされたコメントは、他の方のチェックが入ります。あまりに怪しく、不信が強い情報には周りから意見が入ることが多いと思われます。あるいは、発信者自身が信頼性はないと自覚している場合は、公の場に書き込まずに、さほど仲がいいわけでもないのにメールやメッセージというような他人の目に触れない形で連絡が来るケースが多いと私は感じています。

もし、メールやメッセージなどの情報も半信半疑だったならば、それについてさらにＳＮＳにあなたがアップすればよいのです。「知人から○○の食品が効くといって勧められ

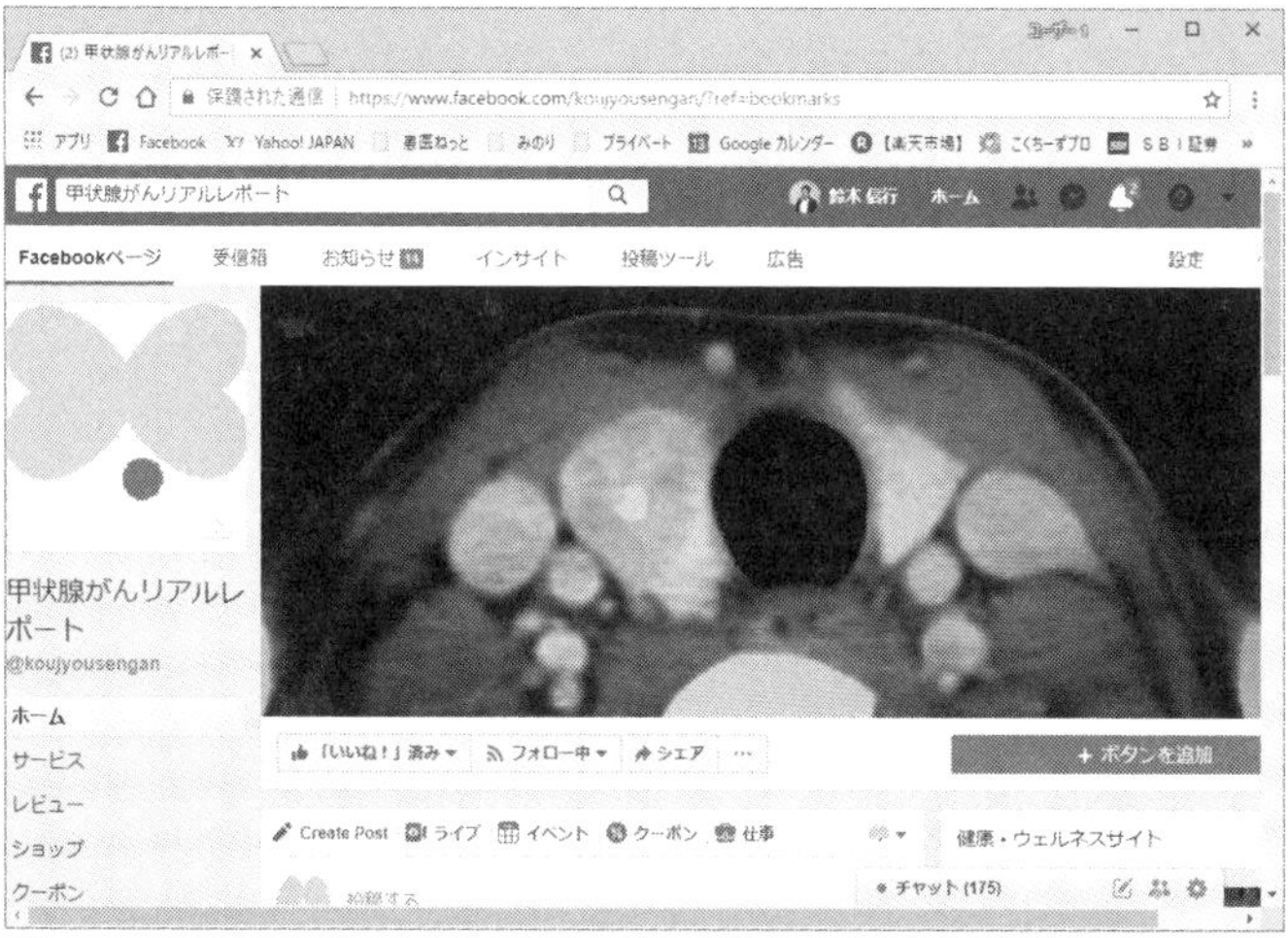

甲状腺がんに関する自身のページ

たけど、どうなんでしょうね？」のように。

また、多くの疾患《しっかん》において、ネット上ではグループなどがあり、いつでも相談できるようになっています。そこに参加し、自分の状態をできるだけオープンにしてはいかがでしょう。住所や病院名など、個人につながる情報を出さない範囲であっても、同じような状況だった方や、すでに治療が進んでいる方から、レスポンスがあることでしょう。

情報を提供してくれる方は、相談員というわけでもなく、単に同じ病気の経験者にすぎません。

しかし、そういう実体験に基づいた生の情報がとても役立つのです。

先日のがんの患者会での話。抗がん剤の副作用で髪が抜けた方のために、ウィッグの製作について話題に出ました。その製作費は、べらぼうに高い会社から、桁《けた》が違うほど安い会社まで。その着け比べをしたのですが、差はだれもほとんど感じません。その情報が、患者会のなかで公開されていました。

ときに、自分のナイーブな部分をネットにオープンにするのに拒否感がある方もいるでしょう。その場合は、SNSの規約に反しない範囲で、ネット上にもう一人の自分を存在させてもよいと私は思います。

第4章　「からだの専門家」になろう

疾患に関する情報を得る

病院内にある「情報室」や「図書室」はご存知ですか？

大学病院や大病院では、病院内に患者向けの情報室や図書室があります。たいていは無料で使えますし、場所によっては図書司書やスタッフが常駐していますので、ぜひ活用したいですね。それらは資料を探したり、読んだりする場所を提供するのが目的であり、診察までの待ち時間や会計後にちょっとひと休みがてら立ち寄れる場所にあると思います。ただし、開館時間は平日の昼間に限定されている場合がほとんどのようです。

まず、図書室内ですることとは、自分の疾患《しっかん》に関する本を探してみてはいかがでしょう。私は甲状腺《こうじょうせん》がんですので、探してみると甲状腺がんの「診療ガイドライン」といった本が見つかりました。これは医師が参考にするマニュアルのようなもの。自分の治療法の妥当性を確認できます。

また、患者たちが集まる「患者会」の情報を提供してくれたり、患者会が発行している機関紙などを置いている図書室もあります。特に患者会が発行している出版物などは一般的に本屋やインターネットでは入手できませんので、とても助かります。

さらに、図書室や情報室などで、独自に患者会を開催する病院もあります。定期的に、ソーシャルワーカーや看護師が主催となって、患者や家族、遺族が無料で参加でき、時間に合わせて出入り自由でフリーに質問やおしゃべりできるスタイルが多いです。

たいていの場合は、疾患ごとに開催されるようです。例えば、「女性がん相談会」のように開催され、副作用で頭髪が抜けた方向けにウィッグの紹介パンフレットがあったり、体形が変わってしまった方向けに女性用下着の相談を受けられたりするそうです。

私は、精巣《せいそう》がんの患者会に入っています。この会では、全国３病院で、毎月一回ずつ、精巣がんの経験者が幹事となり、病院の一室をお借りして、相談会を開催しています。

闘病中であっても、医師に聞くような質問ではない生活に関する疑問や不安は多くあるもの。それらを先輩患者が経験談として話してくれます。ときに、就業関係に強い社会労務士や金銭面に特化したファイナンシャルプランナーなどの専門家も交え、相談に応じる場合もあります。

いずれにしても、病気をもとに生じる様々な生活への影響を知ることは、自分がよりよい医療を受けるためには必要な情報。自分が何も質問がなかったとしても、他の方の会話を聞いているだけで、新しい気づきが得られるかもしれません。

病院ではなく、患者たちが集まる場として、たくさんの患者の集まる場「患者会」があります。インターネットで、疾患名と「患者会」の組み合わせで検索してみると情報を得られる場合があります。疾患名でなくても、地域名で病気に関係なく行っているケースもあります。

患者会とは何をする場所でしょうか？

明確なルールがあるわけではありません。しかも、自分たちで「患者会です」と名乗れば、それで患者会は結成されます。

多くの患者会では、患者同士のつながりや情報交換を大切にしています。ときに、医師や看護師などの医療者もそこに加わり、相談に応じる場合もあります。ただし、個別に診察したり、治療方針を提示することは、医師法に抵触《ていしょく》するのでできません（病院へ行って、診察費を払いましょう）。

しかし、一般論としての治療法の話、病気をもって仕事を続ける方法、家族への病気の説明方法、よりよい病院や医師に関する情報など、幅広く情報を入手できますので、慢性疾患になってしまったら、同じ病気の方が集まっている患者会に入会しておくことをお勧《すす》めします。

インターネット上だけの団体やグループもたくさんあります。最近は、ＳＮＳを活用したグループや団体が急増しているようで、患者会の数や実態はほとんど調査されていません。野放し状態ということもあり、ときに、患者の心の弱さにつけ込む儲け主義の団体もあります。

患者会と言えば、基本的に自助団体であり、利益はさほど求めないはずですから、年会費は数千円規模がほとんどであり、高くても２万円以内だと思います。あまりに値段が高い会や、何かと追加でお金が発生する会は、会計報告などを十分にチェックし、おかしいと思ったらすぐに脱会する勇気をもちましょう。

参考までに私が副代表を務める精巣腫瘍《せいそうしゅよう》患者友の会の年会費は１０００円、元会長の日本二分脊椎《にぶんせきつい》症協会（東京支部）は７２００円です。

・精巣腫瘍患者友の会：精巣がん患者向けの患者会　http://j-tag.jp/
・日本二分脊椎症協会：二分脊椎症患者や家族のための団体　https://sba.jpn.com/

お薬手帳を健康手帳にする

お薬手帳という言葉は聞いたことがあるでしょう。

「あ～、薬局へ行くと、毎回薬剤師がもっているかと聞いてくるよね」と。

私からもお願いをします。まずは、お薬手帳を一冊用意してほしいです。


でも、最近、薬局へ行っていないし、という方へ。記録できれば何でもいいのです。

家に余っているノートはありませんか？　大きさもページ数も一切関係ありません。

条件としては、あなたがそれを持って、薬局へ行くことになるので、持ち歩けること。

そして、あなたがそのお薬手帳へ記入することになるので、そのスペースがある大きさであること。


私は、Ａ５サイズのノートを自分で用意しています。各ページは白紙。これだと、持ち歩くにもカバンに入れやすいし、好きに書き込めます。

お薬手帳に、薬剤師が薬局で渡してくれた薬の情報が書かれたシールを貼ってくれるはずです。この薬の情報が書かれた「お薬手帳シール」は、薬局があなたに渡したという証拠ですので、そのページは大切に。

そして、ノート名は「お薬手帳」ですが、「健康手帳」として、あなたの身体に関する情報をどんどん溜《た》めていくことにします。

ですので、健康診断結果や健康保険証、病院や歯科医院の診察カードなども一緒に管理できるように、ポケット付きのカバーを用意したり、ペンを差し込めるようにしたり、自分のオリジナル手帳をつくっていきます。

初めて行く薬局で、お薬手帳の有無を聞かれると思いますので、その際に「これがそうです」と言って差し出せば、その様式などを問われることはありませんので、ご安心ください。

薬や医療に関するデータだけとは限りません。介護や福祉の制度を使って様々な支援を受けている方は、それに関する記録を入れてもよいでしょう。

私は、福祉制度で、装具を定期的に製作しています。前回の製作時期をどうしても覚えていられないので、記録しています。

それにより、次回の製作申請の時期を忘れずに滞《とどこお》りなく行うことができ、私も行政担当者も手間が省《はぶ》けます。さらに、私は、前述したとおり、介護や福祉の情報も掲載して、行政の記録や手続きにも活用してよいと考えています。介護の制度を使って活用しているレンタル用品の手続きや、身体障害者の認定を受けている方においてはその手続きの実績なども記録しておきます。次回の更新や再手続きの年月を明記しておけば、忘れないようになります。

ただし、いつものお薬手帳だと、内容が一杯になってしまうと新しいお薬手帳が渡され、過去のデータは引き継がれませんので、このような情報は1ページにまとめておき、お薬手帳のカバーに挟《はさ》んでおくのが現実的かもしれません。

私の友人は、家計簿を合わせています。もっとも、この健康手帳は、医療者へ見せることになりますので、見られても恥ずかしさを感じない範囲にしておくことをお勧めします。

さらに、自分のスケジュール手帳をお薬手帳としても使っているという方もいます。それでもまったく問題ありません。そうすれば、年ごとに一冊にまとまるなど、より経時的にわかりやすいですし、日常生活と医療とのつながりも見えるので、よりよいかもしれません。ただし、薬剤師など医療者がお薬手帳を見ると、自分の日常生活の予定まで丸見えになってしまうことは覚悟しなければなりませんね。

このように、お薬手帳は薬局で与えられた冊子を使わなくてもかまいません。目的は、自分が服薬している薬の履歴管理です。その要件を満たせば、基本的にはかまわないのです。

お薬手帳の最大活用法

そして、お薬手帳（自分のオリジナル健康手帳）には、自分の健康情報を自分自身が記入し、記録していきましょう。

どのような情報を記録しておけばよいでしょうか？

① 家に残っている薬の数

どうしても薬の飲み忘れや、飲めずに余ってしまう薬があるでしょう。

通院日の朝に、それぞれの薬の数を数え、前回薬局で貼られたお薬手帳シールの脇に、何日分の薬が残っているかを書き出してみましょう。そして、飲み忘れがあれば、その分を医師に言って、処方箋から減らしてもらえばいいのです。無駄な薬は減り、薬局での支払額も減らせます。

医師や薬剤師に怒られる？　一時のことですから聞き流せばいいですし、この本のこのページを示して、「本にアイデアが載っていたから、家にある薬の数をメモしてきた」と言えば大丈夫。

私の非公式アンケート調査では、慢性疾患があり定期的に薬を処方されている方のうち、８割ほどの方が、飲み忘れはあると回答しています。あなただけではないのです。

② 医師や薬剤師に聞きたい、言いたいこと

診察室へ入ったり、薬剤師を目の前にすると、聞きたかったことや言いたいことを忘れてしまうことはだれにでもあるもの。そこで、キーワードだけでいいので、メモしてから医療者と接すると、聞き忘れ、言い忘れがなくなります。

何回もやっていると、そのうち医療者の側がお薬手帳をのぞき込んできて、「今日は何があるかな？」と興味をもってくれるはず。

③ 健康診断や歯科検診の記録

健康診断や歯科検診は、何回かを比べ、悪化している検査値がないかを確認することに意味があるので、取っておきたいもの。でも、時々しか受診していないとどこへしまったか忘れてしまう。そこで、健康情報はすべてお薬手帳に保管！ というルール

にしてしまい、一緒にしておくとよいですね。健康診断のデータがあれば、病院での検査項目が減り、医療費の自己負担額も安くなる可能性があります。

④ 自分の身体の変調や気になること

薬を飲んでから起きた身体の変調や、症状などで気になることがあったら、キーワードでいいのでメモしておくと、次回の通院日に医師へ言うのを忘れません。医療者は自宅での様子はわかりませんから、日頃の生活のなかでの、身体の様子を伝えることも意味があります。血圧や体重なども自宅で計測しているのならば、メモしておけば医療者にとって役立つ情報になりえます。

⑤ 医師や薬剤師が説明してくれた内容

医師や薬剤師の説明は、聞きなれない言葉が多く、どうしてもわかりづらいもの。しかも、一方的に話す方が多いですよね。「何か質問は?」と聞かれても、そもそも何を聞いていいかもわからない。そこで、お薬手帳を広げて、その場で医師や薬剤師が説明してくれたことを記録するとよいでしょう。

⑥

検査データ値

定期的に採血などの検査を行い、データ値を受け取る方は、それをメモしておくとよいでしょう。必要な検査項目だけでいいのです。私は、甲状腺ホルモンを見る値として、主に四つのデータの推移を見ていますので、それを診察室で医師から聞いたり、データ票を受け取り、お薬手帳に記載しています。

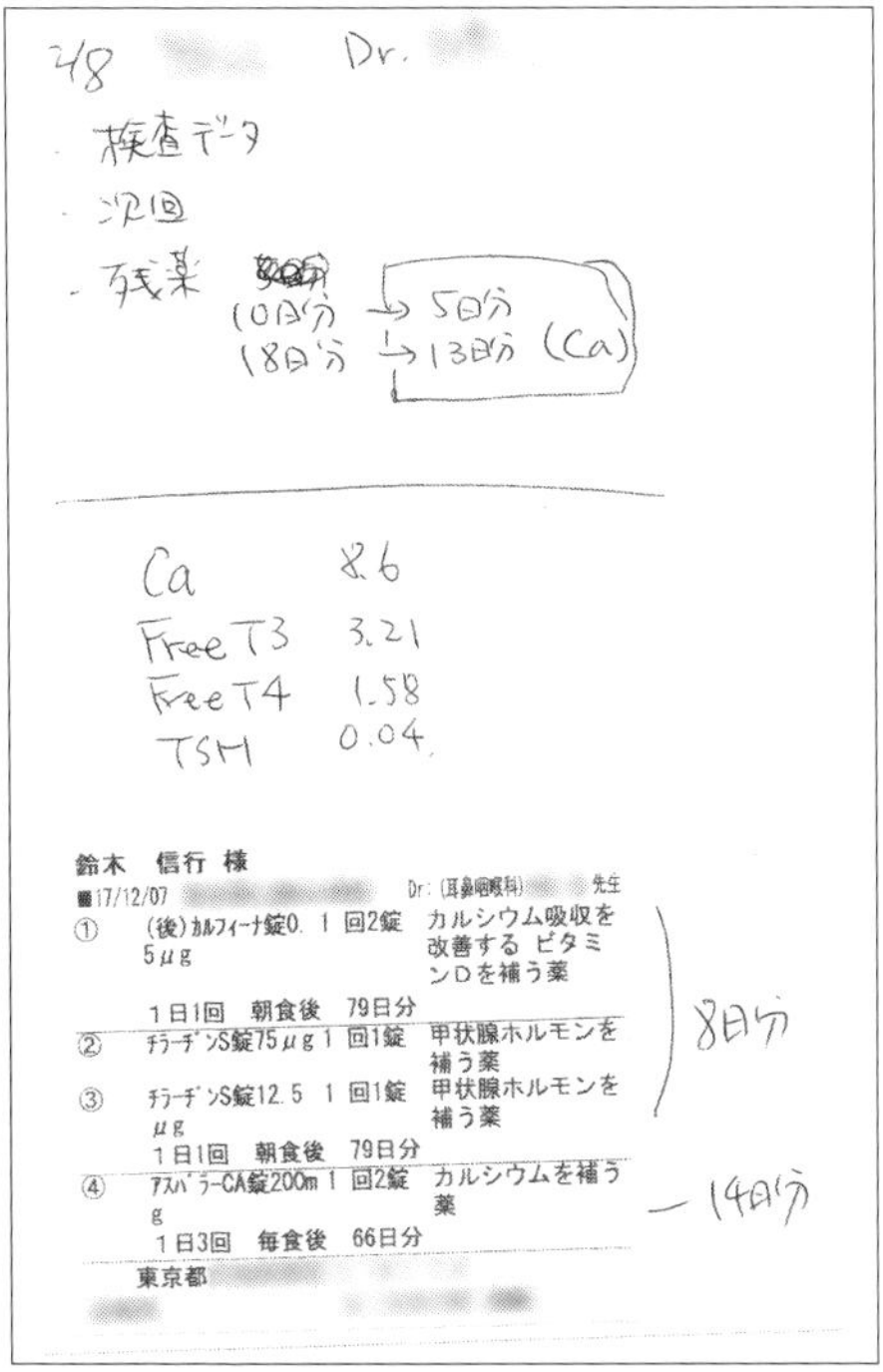
2/8 Dr.
・検査データ
・次回
・残薬
10日分 → 5日分
18日分 → 13日分 (Ca)

Ca 8.6
FreeT3 3.21
FreeT4 1.58
TSH 0.04

鈴木 信行 様
17/12/07 Dr: (耳鼻咽喉科) 先生

①	(後)カルフィーナ錠0.5μg	1 回2錠	カルシウム吸収を改善する ビタミンDを補う薬
	1日1回 朝食後 79日分		
②	チラーヂンS錠75μg	1 回1錠	甲状腺ホルモンを補う薬
③	チラーヂンS錠12.5μg	1 回1錠	甲状腺ホルモンを補う薬
	1日1回 朝食後 79日分		
④	アスパラ-CA錠200mg	1 回2錠	カルシウムを補う薬
	1日3回 毎食後 66日分		

8日分
14日分
東京都

検査データ値を記載したお薬手帳

（残薬数も書いておき、処方箋で減らしてもらう）

情報の電子化を知る

最近は、様々な情報が電子化、コンピューター化されるようになりました。

医療の世界でも、電子カルテ、電子お薬手帳といった言葉を耳にしたことがありませんか？

まずは、電子化の流れについて紹介しましょう。

数年前には日本国民一人ひとりに割り当てられた番号……マイナンバー……に、医療情報も連携されそうな動きでした。

しかし、セキュリティなどの面から課題も多く、この本を執筆している2018年9月現在では、どうなるか先がまったく読めません。

利便性と安全性のバランスを求められており、その妥協点を見出そうとしているという印象があります。

私個人としては、安全性よりも利便性を優先させてほしいと考えています。銀行口座などですらインターネットで情報を得られ、全国どこにいてもスマートフォンやパソコンで簡単に決済できる時代ですから。

私たち市民や患者が手に取れる医療情報としては、電子お薬手帳が普及してきました。しかし、私は利用していません。

なぜならば、薬以外の情報を入力する使い勝手が私に適していないのです。前に述べたように私の紙のお薬手帳は単に薬の情報だけではありません。診察室でのやり取りや薬剤師がくれた資料なども盛り込んでいます。

医師が説明してくれたことを診察室の場で電子お薬手帳に記録することは現実的ではありません。

書き込める欄があるからといって、医師が話していることをその場でメモできるほど素早く入力できませんし、図や絵を描くこともできません。紙でくれた資料を取り込むには手間がかかります。また、そのアプリケーションを導入していない薬局では情報を手作業で入力しないとなりませんし……。

いまの私には、それを上回るメリットが見いだせません。

もちろん、日々進化しているのも事実ですから、数年先はどうなるかわかりません。


さて、医療情報の電子化でよいと思われる面も考えます。

何よりも全医療者と患者などで、情報を共有することができます。

私が推奨《すいしょう》しているお薬手帳に患者がメモする必要もなくなるのです。

複数の病院にかかっていても、他の病院の医師が状態をすぐに把握できるのです。転居しても紹介状は不要です。なんと素晴らしいシステムでしょうか！

生まれてから死ぬまでの全履歴が残りますし、無駄な薬の投与や保険請求のミスなども減ることでしょう。


しかし、完全な導入にこの先何年（何十年？）もかかるのは、電子化されることでよくないと思われる面もあるからです。

表立って言われているのは、情報漏洩《ろうえい》のリスクです。

健康情報は、最大の個人情報だという考え方があります。

過去の疾患がわかるようになるので、それを理由に、就職できない、医療保険に入れないなどの弊害《へいがい》が予想されます。

裏の理由として、私個人の勝手な推測も挙げます。オープンにされては困る医療情報がそれなりにあるということです。

例えば、認可されていないが効果があると医師が認識している薬を、医療保険の枠組みのなかで使いたい場合、もしかしたら、仮の病名を付けて処方する……といったことがあり得るかもしれません（だれがやっているという話ではありません）。

医師の前で記者になる

医療者の前では、白衣の医師や見なれない機器を目の当たりにして、医師の言葉も難しいし、頭がよさそうな顔をしているし……。当然、緊張しますよね。

あなたの心構えとしては、記者の気分になるといいと、私は考えています。新聞記者が取材している様子を思い浮かべて、手にはメモ帳ならぬお薬手帳と、ペン。新聞記者はその分野のプロではありません。だからこそ、聞き逃さずに、一言一句を書き取る意気込みで。パソコンでレントゲンの画像を見せてくれたら、すかさずスマホを取り出し「写真に撮っていいですか?」と。たいていはＯＫのはず。

医師が説明し始め、それを記者のあなたが聞き取り、メモする。でも、記者のあなたは、わからない言葉があれば、手が止まるはず。それでいいのです。

そこで、さらに、聞いてみましょう。「いまおっしゃった、言葉がわからないのですが」と。

左記にあるメモは、私のがん告知を受けた際のお薬手帳のページです。

ここでは、がんの種類として「乳頭がん」であること、（甲状腺のすぐ近くにある）リンパ節に転移していること、ＣＴ画像では直径12㎜の腫瘍《しゅよう》が見えていることなど、医師の説明を書き取っています。

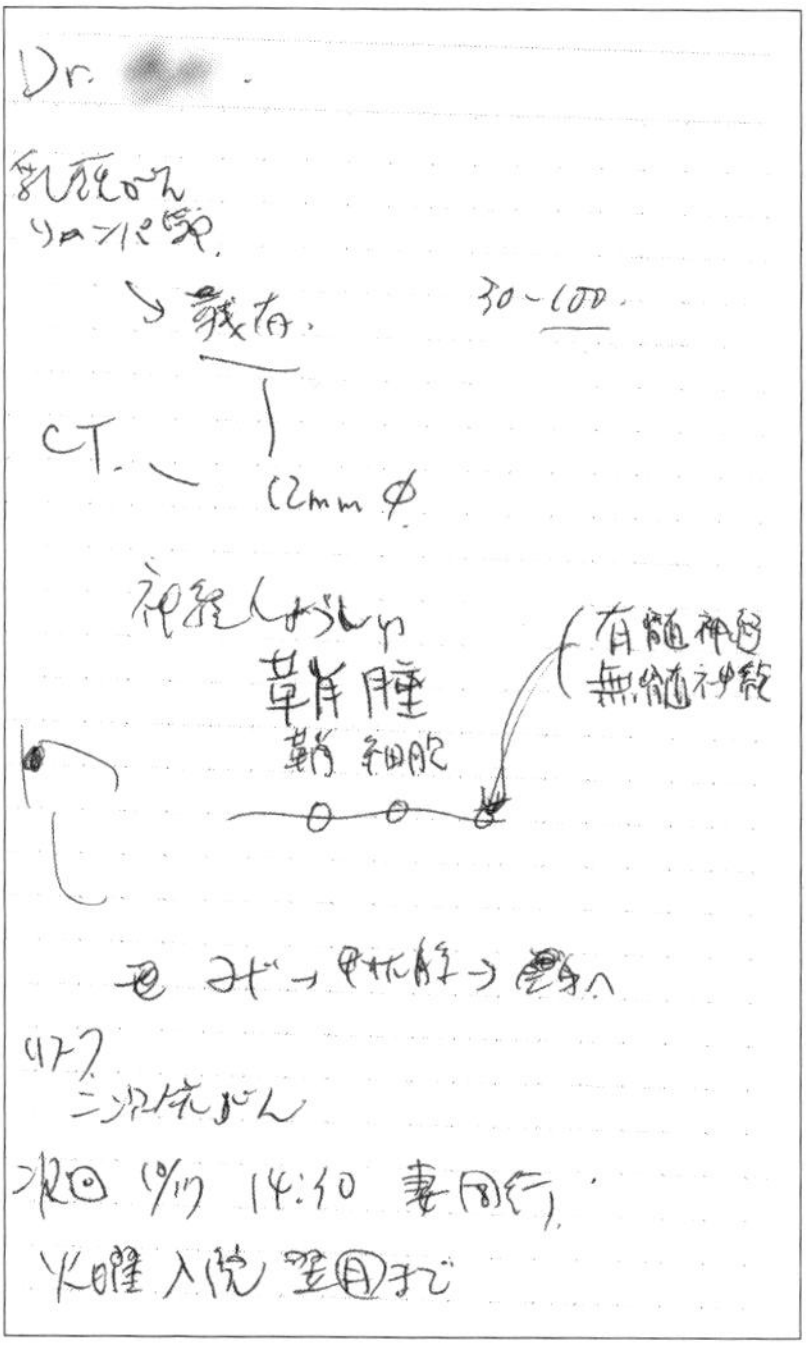

医師の話をメモしたもの

30－100とあります。

それは放射線療法を提案され、その放射線の量について書いたものであり、100に下線が引かれています。そちらを医師からは強く提案されたことになります。そのようなことは他人が見ても読みとれませんが、実際に医師が話すことをその場でメモする際にはきれいな字で書くのは私には難しいので、自分さえわかればいい、という考えでメモしています。

途中に、乱れた字で「神経しょうしゅ」と書かれています。シンケイショウシュと言われても、私に知識がなかったのでとっさに書き取り、その後、医師に重ねて聞いています。そうしたら、漢字は「神経鞘腫」であることや、その病気はどのようなものであるかなど、丁寧に説明を加えてもらっています。さらに、私は医師の口頭での説明を、自分なりの絵に起こしてメモしています。

このように医師の目の前で文字にしていくことで、何がわかっていて何を知らないのか、を医師がわかります。

よって、説明も要領よくなり、お互いにわかりやすい説明になります。

ただし、病院や薬局によっては、受付時にお薬手帳を預《あず》けてしまい、会計の際まで患者が書きこめない場合もあります。受付の際に、診察室で使いたいなどと言えば、たいていは返してくれるはずです。

お薬手帳が、単に薬の記録台帳ではなくなってきたら、たくさんのあなたの健康情報が溜まった宝箱になると思います。

そうなったら、ぜひ医療者に見せびらかしながら、病院内を歩きたいですね。

医師はもちろんですが、レントゲン技師、臨床検査技師、理学療法士……。

病院のほかにも、歯科医師、薬剤師……。

残念ながら、多くの医療者はあまり関心を示さないと思いますが、こんな進んだ使い方をしている方はいませんので、仕方ないこと。でも、たまに気にかけてくれる医療者がいるはず。そうしたら、喜んで中身を見せてあげてほしいのです。

その瞬間から、その医療者はあなたに興味をもってくれて、あなたの応援団の一人になるはずです。

医療者の側に立って考えてみましょう。例えば、理学療法士が訓練の指示をしたとして、それを単に言われたことだけを黙々とやる患者と、言われた内容をメモして質問してくる患者。理学療法士として、やりがいを感じるのはどちらの患者でしょうか？

医療者のやりがいを引き出し、能力を高め、より自分の味方にするのも、お薬手帳をツールにしたあなたの行動次第なのですね。

第5章

失敗しない医療者の選び方・付き合い方

担当医を選ぶ・替える

担当医とは、主に2種。地域のクリニックの「かかりつけ医」と、慢性疾患《しっかん》による基幹病院の「主治医」。担当医は自分自身で選べるのです。

まずは、「かかりつけ医」と「主治医」とはどういう医師なのでしょう。明確な区分けがあるわけではありませんが、イメージをもっておくと医師を選ぶ際の参考になります。「かかりつけ医」とは、決まった病気だけを診る医師ではなく、日頃から患者の生活状況や健康状態を把握してくれている身近な医師のことです。家庭医とも言います。ちょっとした風邪や、怪我した際にかかる近所の診療所をイメージするとわかりやすいかと思います。内科が多いですが、最近は総合診療科と標ぼうするケースも増えてきました。

一方で、「主治医」とは、ある病気に関する専門的知識を深くもち、治療にあたる医師です。ある程度の大きな病院にいて、その病気に関して主となって治療にあたってくれます。チーム医療の代表的役割を担《にな》っているイメージとなります。

ともあれ、どのような立場の医師であれ、腕がよくて、人当たりもよくて、知識も豊富で、かっこいい……。そんな完ぺきを求めてはいけないと私は考えています。医師も人間。自分にとってのよい医師とはどのような条件が挙がりますか？　優先順位をつけて書き出してみましょう。

私は、医師と出会ったらそれも縁。あえて条件と言えば次に挙げるものになります。

・医師として標準程度に勉強している
・患者が意向を言えば、耳を傾《かたむ》けてくれる
・一方的に医師の都合を押し付けてこない

これぐらいなので、まぁ、ふつうの医師ならば問題ないと思います。

そうはいっても、ときにひどい医師の話も耳にします。まずは、自分にとってのよい医師の条件とその優先順位を明確にもつことから始まります。それを踏まえて、どうしても主治医を替えるならばどうしましょうか？　さすがに、面と向かって「あなたが嫌だ」とは言いづらいものですし、何も言わずに主治医を替えて、後でばったり会ったりするのも気まずいものが……。では、どうしたらいいのでしょうか？

・通院の曜日を変える

複数の医師がいる科ならば、曜日ごとに担当医が決まっています。そこで、いまの主治医に「どうしてもこの曜日は都合がつかなくなってしまい、一方で○曜日ならばよい」と言えば、問題なく変えられます。理由なんてなんでもいいのです。仕事や家族の介護など、適当に言っても大丈夫でしょう。担当医の担当日時は病院の入口などの目立つ場所や病院のホームページに掲載されていると思います。

・メディカルソーシャルワーカーに面談を申し込む

ある程度大きな病院ならば「メディカルソーシャルワーカー」という職種の方がおり、まさに主治医の変更希望なども調整してくれます。病院の外来の看護師や、病院入口にある総合窓口などで面談をしたいと申し出てみればよいでしょう。詳しくは102ページに紹介してあります。

・病院を替える

病院そのものを替えたいという思いになる場合もあるでしょう。

遠慮する必要はありません。患者と医師・病院は相性です。ダメだと思ったら、替えていいのです。

ただ、いきなり新しい病院へ行くのはお勧《すす》めしません。なぜならば、新しい病院の医師は、過去のあなたの病歴、経緯がわからないなかで、治療方針を決めるのは至難《しなん》の業《わざ》だからです。そこで、替える前に、主治医に「転居することになったので」などとでも言って、紹介状（正式名称は診療情報提供書といいます）を書いてもらえばよいのです。

ちなみに、この紹介状は有料となります。次の病院は決まっているか？（つまり、あて先はどうするか？）と聞かれるはずですが、決めていないと言えば空欄で作成してくれます。そして、封印されてくるはず。私はいつも開けて見てしまい、それが問題になったことはありませんが、どのような内容であれ、それを受け容れるという覚悟と責任をもつ必要がありますので、開封するのはあまりお勧めしません。

なお、新しい病院や主治医を探すにあたり、多くの医師は、病院名と医師の氏名をインターネットで検索すれば、経歴や発表論文、所属学会などは検索できると思います。それらを参考にするのもよいでしょう。ただし、出身大学で選ぶのは危険です。大学の偏差値と、医師の資質は比例しないと私の経験から見出しています。

医療者との付き合い方の第一歩

医師、看護師を含めて医療者の皆さんは名札を付けています。幾度か通院し顔を覚えたら、ぜひ名札についている名前で声をかけてほしいのです。単に、「先生」「看護師さん」と呼ぶよりも、「○○先生」「○○さん」と呼んでもらったほうが、お互いの心の距離が近づきますよね。

これは、医療職に限った話ではありません。どんな人間関係においても、役職や職位で呼ばれるよりも、名前で呼び合ったほうがより深い話をできるようになるものです。

自分のことをより知ってもらうことで、自分により適した医療を提供してほしいと思うのならば、お互いに名前を呼びあえる関係になりたいですね。

ちなみに、私は、主治医には、「○○さん」と呼び掛けています。

これまでに、「さん」で呼びかけて嫌な顔をするような医師と出会ったことはありません。主治医とはこの先も長い付き合いになることでしょう。だからこそ、「先生」ではなく「さん」という関係を築いていきたいものです。

外来の看護師まで名前を覚えるのは大変かもしれません。

しかし、入院した際にはぜひ一人でも多くの看護師の名前を覚えてあげてほしいです。最近では、接遇がきちんとできている病院では、看護師の側も自己紹介してくるようになってきました。看護師が「〇〇です」と名乗ったならば、「〇〇さんね。今日はよろしく～」のように、呼び返してあげれば、もうそれからは名前を呼びあえる仲になれますね。看護師だって人間です。「看護師さん」と呼ばれるよりは、「〇〇さん」と個人名を呼ばれるほうが、やりがいもあるはずです。

自分がより的確な看護を受けたいと思うのならば、患者の側も当たり前の人間関係の構築の一環として、名前で呼んであげましょう。

もし、名札に見慣れない医療職種が書かれていたら、ぜひ聞いてあげてください。「臨床検査技師ってどんな仕事をするの？」という感じ。採血室で会ったのならば採血ができるのはわかるでしょうけど、その他にもたくさんの業務を担えるはず。

自分の仕事に興味をもってくれた方を嫌がる人っていないですよね。興味をもってもらうのはだれにとってもうれしいもの。その後は名前も呼んであげる……患者のそういう一言、一行動が、医療者の意識を高め、やる気を上げることができるのだと考えています。

さて、医療者をリラックスさせるのも付き合い上手といえる一つです。

実は、私は、注射や点滴のように、身体に針を刺されるのは、大の苦手です。これまでに何百回も刺されているので、もう腕の血管はつぶれ、硬くなっています。さらにもともと血管が出にくいために、この繊細な作業に失敗はつきもの。いまだに刺される瞬間、目を背《そむ》けてしまいます。いや、子どものようなことを言いますが、毎回泣きたい気分で、逃げ出したいです。しかも、実際に痛いし……。

でも、こんな刺しにくい私に、針を刺さねばならない相手の立場に立ってみれば、それはそれで、こんなに血管が出なくて刺しにくい患者にあたってしまって、大変でしょう。(私の憶測ですが) 医療者だって人の身体に針を刺すのですから、それなりには緊張しているでしょう。

どうすれば、成功率が上がるのだろうかを、検査のたびに私は考えています。

私の結論の一つとして、医療者もリラックスが必要であり、そのためには患者の言動も重要だと考えています。

自分がこの人は苦手だと思うと、相手もそう思うもの。仕事や友人関係と同じです。今日は苦手な人へのプレゼンだと思って始まった商談でうまくいった経験はありません。検査においては、臨床検査技師、看護師、放射線技師などの職種の方が担当することが多く、顔も名前も知らないと思います。しかし、私はなるべくリラックスする空気をつくろうと思っています、失敗されないために。

例えば、まずは元気に挨拶を「よろしくお願いします」と。

「採血はどうしても苦手なんですよねぇ～」とできる限り笑顔で（この文言がいいのかは、私自身も疑問ですけど……）。さらに、「まぁ、失敗もつきものだと思っているので、気軽にどうぞ～」と本音と裏腹（笑）。

難しいですよね、初対面の方と空気をつくるって。それをできるだけ楽しむようにします。しかし、２回失敗されたら……。「申し訳ないのですが、今日はあなたとの相性がちょっとずれちゃったかもしれませんね。他に注射できる方はいますか？」と、勇気を出して言ってみましょうか。

失敗されても、故意にそうしている医療者はいません。ですので、失敗を怒ったり、責めても何も得はありません。次回、もしこの方にまた当たり、技師の方が「あ、この前、怒られた人だ」と覚えていたら、当然相手は苦手意識が出てしまいます。

医療者とのより深い付き合い方

疾患によっては、リハビリテーションが必要になり、その際に理学療法士（ＰＴと略す）や作業療法士（ＯＴと略す）、言語聴覚士（ＳＴと略す）などのリハビリ職の方のお世話になる場合もあるでしょう。

私は、これらのリハビリ職の方には強い期待をしています。

なぜならば、患者と接する時間が長く、患者の生活状況や、人生への思いをしっかりと聞いてもらえる時間を取りやすいからです。そこで、ＰＴ、ＯＴ、ＳＴのリハビリを受ける際には、ぜひ自分の将来像を語ってほしいと思います。

リハビリを受けるということは、おそらく何かの機能が失われ、それを回復させるために医療にかかっているのでしょう。それを踏まえたうえで、自分はどうしたいのか、どういう不安があるのか、何を大切にしたいのか、ということです。

例えば、「脳梗塞《のうこうそく》になって思うように身体が動かない今は、自宅に帰ると家族に負担になるので退院したくない」などという具体的なことをぶつけてかまわない職種です。普通のリハビリ職の方ならばそれをしっかりと受け止めて、どうすれば退院できるようになるかをより深く一緒に考えてくれたり、医師やソーシャルワーカーなど他の職種に連絡してくれると思います。

私は、二分脊椎症《にぶんせきついしょう》により歩行障害があります。５歳のときのリハビリは、小学校へ入学することを想定し、ランドセルを背負い、教科書に見立てた古新聞をなかに入れて、階段昇降や、実際の自宅から小学校までの距離に相当する歩行訓練をしたのを、40年以上過ぎたいまでも楽しかった思い出として残っています。

また、リハビリが必要となり入院や通院していても、リハビリ室でできることや時間は限られています。それよりもリハビリ職の方から、自分が一人でできるリハビリをしっかりと聞いてほしいのです。宿題を与えてもらうのです。自分の将来像を実現するために、自分ができることをするのです。

他にも、様々な医療職種の方がいますので、紹介しましょう。

・メディカルソーシャルワーカー

メディカルソーシャルワーカー（「ＭＳＷ」と略す）という職種をご存知でしょうか？多くのＭＳＷは、病院に所属し、退院後の困りごとや悩みごとについて幅広く一緒に考え、調整などをしてくれます。

医療費が払えない、このまま退院しても生活できない、他の病院を探したいなど、治療と関係ない内容でも、相談に乗ってくれるはずです。相談は基本的に無料。看護師や医師に、ＭＳＷへの相談希望を申し出ると繋《つな》いでくれるでしょう。

実質的に、「退院調整」と言われるような退院に向けて、転院先や自宅の設備などを調整する役割が多くなっていますが、本来のＭＳＷは病院の側ではなく患者の側に立って、病院内外と調整するのが役割。

もっと、ＭＳＷを信じて主治医を替えてほしいなど、病院内での困りごとなども相談してよいと私は考えています。

・看護助手

看護助手とは、通称であって、正式な職種ではありません。通常は、部屋の掃除や片づけなどをしている姿を目にする機会が多いと思います。

私は、入院時は看護助手の方々の情報が、患者にとって有用だと感じています。

医療者とは違い、時間に余裕があり、ベッド脇のゴミ箱のゴミを回収し、ベッドの周りを掃除してくれます。私の入院時も、ベッド回りで作業している間、話ができましたので、毎日のように病院周辺の飲食店やスタッフの噂話をしていました。当然、看護助手さんも名前で呼ぶようになり、あれから25年が過ぎたいまでも、お名前を覚えています。

医学的な知識に深いわけではありませんので、医療的な相談はできません。しかし、日々の入院生活における愚痴を聞いていただいたり、病院で快適に過ごす工夫のアイデアをもらったり、心を安定させるにはとてもよい職種の方だと私は思います。

病院によっては患者との会話は禁止されていると聞いたこともありますし、一人ひとりの個性ということもあるでしょうから一概には言えませんが、私からすればとても頼もしい存在が看護助手です。

かかりつけ歯科医師の選び方

忘れがちだけど重要なのは歯科医師。

口から栄養を摂《と》るというのはとても大切であり、逆に言えば、口から栄養を摂れなくなることは、動物としては生きる活動を身体が止めたことを意味します。

そこで、常に自分の歯を含めた口全体を長期的な観点で診てくれる存在として、かかりつけの歯科医師を決めておき、日頃のメンテナンスをしておくことは、自分の人生を謳歌《おうか》するうえで重要です。そう、歯科医師は単に虫歯の治療をするというだけではなく、物を食べるという人間本来の機能を維持させるために、医療的な観点からかかわってくれる大切な医療者なのです。

さて、歯科医師も、かかりつけ医同様に、かかりつけ歯科医師を日頃から決めておき、生活の状況などを幅広く把握してもらっておくと、いざというときに役立ちます。

街中にある多くのデンタルクリニックは、歯科医師が一、二人の小規模経営が多いでしょう。「デンタルクリニック選び＝歯科医師選び」と言ってもよいでしょう。

では、どう選ぶか？　病院や薬局と同じように、悩ましいですね。広告などを見ても決めかねます。先に、主治医についても同じ質問をしましたが、自分にとってのよい歯科医師とはどのような条件が挙がりますか？　優先順位をつけて書き出してみましょう。

デンタルクリニック選びの際には、ふつうの病気とは違い、選びやすいのです。

なぜならば、歯石取りなど歯科検診やメンテナンスの名目で、行くことができるからです。

引っ越したりしてなじみのない街に移り住んだから、かかりつけ医と併せて、歯に異常が見つかる前に、健康な段階でかかりつけ歯科医師を決めてしまいたいですね。条件に当てはめて、ウェブや近所の口コミなどで気になるデンタルクリニックを２、３院ピックアップしたら、歯科検診に行ってみればよいと思います。

デンタルクリニックは歯科医師とウマが合わないとどうしても転院ということになってしまいます。しかし、治療に入ってしまってからの転院は、歯科医師ごとの治療方針などもありますし、途中から突然診ることになる歯科医師も経緯がわからず気の毒ですので、あまり勧められません。

私は、自宅から数㎞離れたデンタルクリニックをかかりつけ歯科医師として、10年以上かかっています。虫歯ができれば幾度となく通うことになりますので「通院のしやすさ」と、自分には基礎的な知識もありませんので「歯科医師の説明のわかりやすさ」で決めました。

ちなみに、私は歯周病のリスクがあるので、3〜4ヵ月ごとに歯科検診とメンテナンスを受けることにしています。受診記録もお薬手帳に記載しておくことで、次回の通院時期を忘れないようにしています。診察券にも記載できるようになっているのですが、そもそも診察券をちゃんとチェックできるぐらいなら、歯科検診を忘れていないということ。歯科だけ別に管理しても、私には厳しいのです。

そして、デンタルクリニックで治療が必要になった際、もしいつも服用している薬があるのならば、お薬手帳を受付に出すことをお勧めします。また、お薬手帳の側にもデンタルクリニックでの治療歴を掲載することをお勧めします。歯科であっても、あなたの健康に関する治療です。お薬手帳をうまく活用して、情報を共有しておいたほうがよいと私は考えています。

日本における歯科の治療の特徴は、保険診療の適用になるかどうかが、あいまいであり、わかりにくいと私は考えています。

先に挙げた、私が定期的に行っている歯科検診とメンテナンスも、厳密に言えば治療とは言えず、保険診療の対象になるか、あるいは全額自費負担になるのか、制度のなかではあいまいです。この前までのデンタルクリニックでは保険診療だったのに、別のデンタルクリニックで同じことをしたら自費診療になったということがあり得るのです。

だからこそ、かかりつけ歯科医師をきちんと見つけ、この先の長きにわたり、診てほしい希望を伝え、信頼関係を築いたうえで、お金の話を含めてお互いの状況を明確にしていくことが望ましいと思います。

産業保健スタッフとは?

労働者が50人以上の企業では、社内に医務室などという名称で部屋が設けられ、常勤ではないかもしれませんが、産業医という分野の医師がいるはずです。そして、保健師や看護師といった職種の方もいることでしょう。いわゆる産業保健スタッフと言われる方です。会社の従業員の側に立って、働きやすい環境を整え、仕事をしていくうえで必要となる配慮を会社と従業員の間に入って、医学的な見地から支援してくれる職種です。

50人に満たない企業や、大企業であっても支店や出張所のように、企業全体では50人の労働者がいても、自分の職域の労働者が50人未満の場合、企業はいわゆる産業保健スタッフの設置を義務づけられていません。

そのような方のためには、各地に地域産業保健センターと言われる組織があります。

そこでは健康保険相談や、保健指導などのサービスを無料で提供しています。各サービスのご利用の際に予約が必要となりますので、ウェブなどで調べて、事前に連絡を入れてから出向いたほうがよいと思います。

さて、社内にいわゆる産業保健スタッフがいたとしても、社内環境の巡視や健康診断などの際ぐらいしかお会いせず、日頃、仕事をしているだけだと縁がないかもしれません。しかし、身体の気になる点……例えば、しこりに気づいた、咳がいつもと違い治らないなどがあったら、まず相談してみるのに適した方々です。

近年は、社員のメンタルヘルス面の対応が多くなっているようですが、みなさん医療的な基礎知識はありますので、病院へ行くほどでもないし、そもそも病気かどうかわからないという状況でも、様子を見て何かしらのアドバイスをいただけることでしょう。

何よりも強みは、日頃の仕事に関して、ある程度の状況を把握してくれていることです。部署や上司なども把握されているはずです。例えば、風邪の症状であっても、単に医療的な側面からの意見だけではなく、仕事の状況や職場の環境も加味して、相談に乗ってくれるのはありがたいことです。

さらに、基本的に業務時間中に相談できるのも働いている身としてはよいのではないでしょうか？　上司にわざわざ休暇を申し出る必要もありません。

逆に、産業保健スタッフは、患者の秘匿《ひとく》に関しても十分に配慮することが求められていますので、上司や周囲の他の従業員に知られたくないならば、業務に直接関係ない疾患に関しては、プライバシーを保護していてくれる可能性が高いので、その旨も伝えましょう。
ただし、長期的な薬が処方できないなど、病院とは違う制約もありますので、治療ではなく判断をしてもらうという感覚で、活用するのがよいと思います。

会社は、基本的に産業医の意見に背くことはできません。例えば、がんの治療が終わり復職する際にも、フルタイム勤務が困難だと産業医が言えば、会社はそれに従う必要があります。

もし、治癒が難しい、長期にわたるなど、厄介《やっかい》な病気になった際には、産業医にも報告しておくことをお勧めします。もちろん、通常の会社で病気による長期休暇が必要になった場合には、上司や総務系部署から産業医に連絡が入るはずです。

私が大学卒業後に入社した企業には、産業医がいました。従業員になり丸一年が過ぎようとしていた24歳のときに、精巣がんが再発し、その治療のために8ヵ月の入院を余儀なくされます。

入院が決まった際と復職する段階で、産業医との面談がありました。がんの主治医が書いた診断書の意見を参考にしながら、人事部や職場の上司を含めて相談し、退院後すぐに元の通りに仕事するのは難しいという判断になりました。実際、入院生活の長かった私は、足腰が弱っており、ラッシュの電車で通勤することや、朝から夕方までフルタイムで勤務するのは辛《つら》いという状況だったのです。

そこで、産業医の提案により、退院後も、自身で体力をつけるために、さらに1ヵ月の休暇を追加していただけ、さらに一週間程度は半日勤務となり、身体を慣らしつつ、復職できました。

それも、がんが再発してから、常駐していた産業保健スタッフ（保健師）に適時状況を報告するとともに、産業医と幾度か面談していたことで、がん以外の病気の状況や、職場の環境などの状況をつかんでくれており、スムーズに対応していただけたのだと考えています。

第6章　失敗しない病院の選び方

自分にとってよりよい病院とは？

そもそも、病院をどのように選びますか？

あなたにとっていい病院とは何でしょうか？

私にとって、甲状腺《こうじょうせん》がんを治療する病院を選ぶ際には悩みました。

がん拠点病院である、自分の人生観を大切にしてくれる医療者がいる、ストレスをできるだけ感じないで済む、交通の便が良く自宅から通院しやすい、ＣＴなどある程度の医療機器は備えているなどを条件に、二つの病院に絞《しぼ》りました。

一つは大学病院、もう一つは公立病院でした。

まずは大学病院の初診受付の電話番号に電話。担当者不在などで3回かけなおしましたが、その応対が毎回悪く、その時点で予約を止めました。そもそも、予約を取るだけで3回も電話しなければならないような病院って、この先が思いやられます。

そこで公立病院のほうへ。結果的に満足しました。自分のなかで、優先順位を考えていたために、納得して病院を選べたのだと考えています。

手術件数や患者数などの公開されている数値データをもとに探す方もいると思いますが、それは病院のデータ。医師のデータではありません。担当する医師によって、得意な疾患《しっかん》や手術法なども異なりますので、できるだけ最新情報を入手してくださいね。

そして、条件は、文字にして家族と共有しておくことが必要です。自分だけがよければいいのではなく、通院、治療は家族の協力もあってこそ、です。

私は、通院する病院の医師について、インターネットで検索することをお勧《すす》めしています。その際に、チェックするのは所属する学会や論文のタイトルです。その名称を見ているだけで、その医師がその科のなかで特に何の疾患や領域に強いのかという判断基準になります。一方でどうでもいいのは出身大学。

また、科の医師の数が多ければ、もし主治医とウマが合わなくても他の医師に主治医を替えればよいという安心材料になります。さらに、年齢層を見て、ばらけていることで、バランスよく教育と臨床がされている様子がうかがえます。もちろん、例外の病院や科もたくさんありますが、一つの参考になるでしょう。

なお、いまの時代に、ホームページすら持っていない病院やクリニックは、時代錯誤の感があり、すこし留意したほうがよいと私は考えています。

話は変わりますが、いつもの病気とは違い、激しく急に悪化したり、いままでに経験したことのないような症状に襲われたらどうしましょうか？　インターネットで病院を探す余裕もないでしょう。情報収集をしている間に、とにもかくにも、近所の医療機関へ行き、処置をしてもらう必要があるかもしれません。

もちろん、激しい痛みや苦しさがあり命を脅《おびや》かすと予想されたり、事故などの場合は、迷わず119番へ電話して、救急車を手配するのがよいと思います。しかし、救急車を呼ぶほどではないんだけどなぁ、というようなことは、だれしも経験していませんか？

そういう場合は、細かな条件は言っていられません。とにかく現在地から近い病院を探したいですよね。土地勘がないような場合は、専門家に選んでもらうことを考えましょう。

私は、先日、仕事での移動中に、突然激しい胃痛と吐き気を感じ、路肩で嘔吐《おうと》しました。すぐに胃痛が収まる気配はなく、明らかに身体はおかしいのですが、周りにいる見知らぬだれかに頼んで救急車を呼んで大事《おおごと》にするのもはばかられる思いがあり、いまここで、近所に急患を受け入れてくれる病院があれば、なんとか自力で行けそうです。そういう際に備え、私の携帯電話には、電話番号＃7119の救急相談センターを登録しておきました。

さっそく電話してみました。電話の窓口に出た方に、症状と現在地を伝えると、該当する科で急患を受け入れてくれる最寄りの病院に関する情報をいただけました。その日は、その病院へ行き、大事に至らずに済んだのです。

#7119 救急相談センターは、急な病気やケガをした場合に、「救急車を呼んだほうがいいのかな？」、「今すぐ病院に行ったほうがいいのかな？」など迷った際の相談窓口です。特に、東京都内では、東京消防庁救急相談センターがあり、これらの相談に相談医療チーム（医師、看護師、救急隊経験者等の職員）が、24時間年中無休で対応しています(http://www.tfd.metro.tokyo.jp/lfe/kyuu-adv/soudan-center.htm より)。

ただし、#7119 の番号が使えるのは東京消防庁管轄内など、一部の都道府県のみです。あなたのお住まいの居住地でも、このような救急相談の電話窓口はある可能性が高いので、インターネットで調べて、その番号を携帯電話に登録しておくことをお勧めします。

また、急病になったのが子どもの場合は、日本国内すべての地域から、#8000 小児救急電話相談に電話し、小児科医師・看護師からお子さんの症状に応じた適切な対処の仕方や受診する病院などのアドバイスを受けられるそうです。小さなお子さんをお持ちの方は、こちらの番号も携帯電話に登録することをお勧めします。

通院時のおススメの過ごし方・留意点

慢性疾患になり、今後定期的に通院しなくてはならないとなったら……。それはそれで仕方ないこと。だとすれば、それを上回る楽しみを見つけたいですね。ぜひ、「マイナスを超えるプラスを！」。

・待ち時間の過ごし方

待たされると思うとイライラしてしまう。逆に、時間を有効活用することで、途中で呼ばないでほしいと思うぐらい自分の世界をつくりたいものです。

まずは、医師に聞きたいことは、この段階で箇条書きにメモしておき、診察室での状況をシミュレーションしておきましょう。

私が待ち時間にすることは、短編小説の読書、パソコンを持参してメール処理、名刺の整理、スケジュール調整、旅行の計画、出張先のホテルの確保などをしています。いつ止めてもよく、締め切りがなく、頭をさほど使わない仕事をしているのです。

待合室でスマートフォンをいじっている方は多いですが、私のようにパソコン仕事をしている方はあまり見かけませんよね。デスクがないのは残念ですが、適度な雑踏が私には心地よく、仕事がはかどります。

・自分へのご褒美《ほうび》

病院が終わったら自分へのご褒美を。私は、病院の近くのカフェや温泉などを、病院へ行く途中に調べて、ランチをしたり、午後にのんびり過ごすのを楽しみにしています。病院にかかった時間と同じ分は、遊んでいいと自分を許して、楽しんで帰ります。今日は、どこのカフェに立ち寄って帰ろうかなぁ〜。

・服装や持ち物の留意点

自宅を出る前に気を配る点もあります。それは服装。レントゲンやＣＴ、ＭＲＩなどの検査が予定されている場合は、金具がついた下着や洋服は避け、なおかつ被《かぶ》るタイプではなく、前開きができるタイプのほうが柔軟性があり、よいでしょう。セーターよりカーディガン。ズボンよりスカート。

そして、カバン。できるだけ一つにまとめられるように大きめのバッグで、脱いだセーターやシャツをちょっと入れて運んだり、思わぬ形で受け取った書類なども入れておけると便利です。そうでなくても、カルテ、検査指示書、診察券、コートなど、手荷物は多くなってしまうので、動きやすさも考えられるとよいですね。

・時間は読めない

病院の予約時刻というのは、あってないようなもの。

最近は、変わりつつありますが、いまだに予約時刻になるや否《いな》や診察してくれる病院は少ないと思われます。ですので、病院の後に、時間を守らなければならない他の用事をいれる際には本当にご留意を。特に初めて行く病院は様子がわかりませんので。

なお、午前中だと、駐車場ですら並んで、車を置くまでの時間が読めないという病院もあります。

病院、デンタルクリニック、薬局などで医療費を払ったら、必ず「診療明細書」を受け取り、それに目を通す癖《くせ》をつけたいですね。

ふつうの病院ならば、会計時に診療明細書は渡してくれるはずです。一般のお店でいうレシートみたいなものですから、支払った側が何にいくら払ったかをわかるようにするのは当たり前です。特に、高齢者や重度の身体障がい者で医療費の自己負担がないという方は、病院の会計窓口での支払いがありませんので、何も受け取らずに帰れてしまいます。しかし、こういう方こそ、診療明細書の請求は不可欠です。

理由は、病院、クリニック、デンタルクリニックをそこまで信用できないからです。病院では診察券を出す際に、薬局では処方箋を出す際に、受付の方に「最後に診療（調剤）明細書をくださいね」と言って、きちんと受け取ることが大切なのです。

病院は、患者が診療明細書を要求した場合に拒否することはできません。しかし、実際には、渋《しぶ》ったり、拒否する病院などがあるのも事実。だとすれば、その理由をきちんと知りたいものです。

快適な入院生活のための準備

あら、入院が必要になってしまいましたか！　それは大変。

緊急ではなく計画的な入院の場合、入院に向けたパンフレットなどをいただけると思います。

持ち物の一覧は、そこに記載されていると思いますのでそれは必須として、他にも役立ちそうなものを挙げておきます。なお、持ってくるように指示されている物品は、たいてい院内の売店で買えます（安くないですが）。

・パソコンやタブレット

とにかく暇ですからネットサーフィンできるようにノートパソコンは必須です。

・耳にやさしい大型ヘッドフォン

大部屋では音楽やラジオなどの音を出せません。イヤフォンは売店にもあるでしょうが、長時間だと耳が痛くなりますので、Bluetoothで接続できるヘッドフォンをお勧めします。

・Ｗｉ－Ｆｉ

病院によってはすでにＷｉ－Ｆｉが使える設備が整っていますが、病院によっては未導入。インターネットをしたいのならば、それなりに大容量使えるように、自分で用意しておく必要があります。

・電源2口タップ

コンセントが一つしかない場合もあります。パソコンとスマホ充電器が常時接続になることを考えると2口に分けられるようにしておくと便利です。

・S字フック

床頭台やベッドサイドなど、身近なところに何かと置いておきたいもの。S字フックがあると、いろいろなものを手元に置けるので便利です。

・置時計

病院内では時計がなく時間がわからないのに、何時に食事だ、検査だと指示されます。気になるたびにスマホを手にするのはひと手間かかるもの。床頭台に置いておける小さな置時計があるとよいでしょう。

・メモ帳とペン

医師や薬剤師、看護師が次々に来ては、何かと指示していくものです。そんなに覚えきれません。すぐにメモを取れるように、手元にメモ帳とペンを置いておきましょう。

・羽織れる上着

冷暖房は個人で調整できません。日当たりのよいベッドになるか、その逆かは運です。寒いとどうしようもありませんから、一枚、上に羽織れるカーディガンのような上着があるとよいでしょう。

・耳栓

となりの方のいびき。深夜のナースの走る足音。部屋にある医療機器の音。何かと気に障《さわ》ります。

・とにかく暇つぶし

時間が有り余るはず。私は、コンピュータープログラムの参考書を持ち込んで勉強していました。英語の本も持ち込んだ記憶はありますが、結局こちらは開くことすらありませんでした（笑）。

・退院の帰りの際の洋服

入院が長期になる場合、入院時と退院時で気候が違う場合もあります。退院時に恥ずかしくない洋服もあると安心です。もちろん、家族が面会に来てくれる場合は、その際に持ってきてもらうのでもいいです。

・キャリーバッグ

荷物をすべて入れるバッグは、キャスタがついているキャリーバッグが便利です。部屋の移動や掃除などで荷物を移動させる可能性もあります。その際に、点滴などをしていて両手が使えないかもしれません。

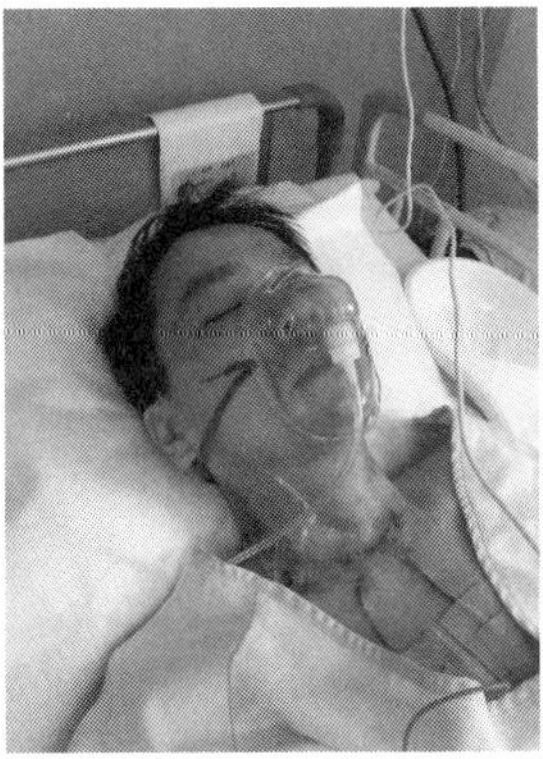

入院中の著者

面会に行く前に確認しておきたいこと

知人や友人が入院したので、面会に行きたいという場面も考えてみましょう。

面会をされる側、つまり入院中の患者にとっては、知人や友人が来てくれることにはうれしい半面、様々な思いがあります。

もちろん、自分と相手の関係性の距離により答えは様々であり、これから述べることが唯一無二の答えではありませんが、自分の入院生活から体得したことですので、参考にしていただければと思います。

まず、面会に行く前にいくつか確認しなければなりません。

面会可否：病気によっては面会が難しい場合もあります。私も抗がん剤を投与している数日間は、到底だれかと笑顔で話せるような状況ではありませんでしたので、面会を断っていました。それは、あなたとの関係性を拒絶しているのではなく、本当に人と会う体力さえない病状もあり得るのです。事前に、本人や家族から、面会の可否を確認しましょう。

面会時間：病院によって面会可能な時間が異なります。多くの場合はウェブを見れば確認できると思います。代表に電話して確認してもよいでしょう。家族からの情報はあいまいです。特に面会時間外でも家族だと入室が許される場合や、家族が面会時間を思い込んでいる場合もあります。

病院へのアクセス：たいていは初めて行く病院になるでしょう。アクセスがよくない場合もあります。しっかりと事前にアクセス方法を調べるとともに、特に帰りの足の確保を忘れずに。

お見舞い品について考えてみましょう。

手ぶらで行くのは気持ち的にはばかられるという方も多いでしょう。

入院期間や本人の容態によりますが、後まで残るような「品」は退院時の荷物になってしまいます。そこで、基本的に残らずに、病院内で気軽に捨てられる物がよいと私は思います。

私がありがたかったのは、頭を使わずに読めるような週刊誌や漫画。そして、クロスワードパズルなどは時間をつぶせて、処分できるので印象に残っています。お茶や缶コーヒーなども、嗜好がわかっているのならばよいかもしれません。（この本はいかが？）

逆に、困ったものとしては、なま物や匂いのあるお菓子などの食べ物。消化器の疾患でなくても、食事のたびに看護師に食した量を聞かれます。そうでなくても身体を動かしませんので、おなかはそれほど空きません。間食でおなかを満たすと、そうでなくてもおいしいとは言えない食事が、のどを通らないのです。看護師に間食した旨を言えばいいのですが、言えないという患者もいます。

困ったら、現実的には現金が一番いいように思います。

面会時の話。

面会におけるルールは病院によって異なります。たいてい、病院の入口に面会方法が掲示されています。手続きをしなくても入れてしまうオープンな病院も少なくありませんが、入院している方に迷惑をかけないためにも、ルールを調べ、それに従うべきです。

さて、面会できたとして。
自分が顔を出すことに意味があるのであって、長時間のおしゃべりは退院後の楽しみに。
特に大部屋の場合は周囲の方にも迷惑になります。
また、病気については、聞いてあげてほしいです。逆に、アドバイスは不要です。
絶対に言ってはいけないのは、他の病院のほうがいいとか、もっといい医師を紹介する
などというらない情報。いまここに入院しているという現実があるのですから、それを
マイナスに捉《とら》えるような言動は慎《つつし》みたいですね。

意見や感想を病院へ伝える

通院も回数を重ねると、患者というより、利用者としていろいろな意見や感想が生じるものと思います。それは、批判的意見かもしれませんし、逆に感謝の気持ちかもしれません。

いずれにせよ、その病院がよい方向に変わり、他の患者に役立ちそうならば、ぜひ声を伝えたいものです。

そこで、意見や感想を病院へ伝える方法があります。それは、病院内に設置されている「意見箱」や「投書箱」。ある程度大きな病院では、必ずあります。たいていは1階の総合受付の近くや玄関ロビーなどにあるのではないでしょうか？

最近では、インターネットを介して意見を言えるようなシステムを使うクリニックも出てきました。

飲食店や物販店など、他の業界では当たり前にお客さんからの声を集めるという文化があります。定期的にアンケート調査なども行っているのに協力した経験もあるでしょう。

医療業界においても近年になって、ようやく「顧客満足度」という考え方が生まれ、少しずつ定着しつつあります。

このように、患者が言える機会があると、苦情や改善希望などを出すイメージかもしれません。しかし、私としては、ぜひスタッフをほめて伸ばすという考えのもと、スタッフからよくしてもらったお礼や、素敵だと感じたことをぜひ投書してほしいのです。それもより具体的に。

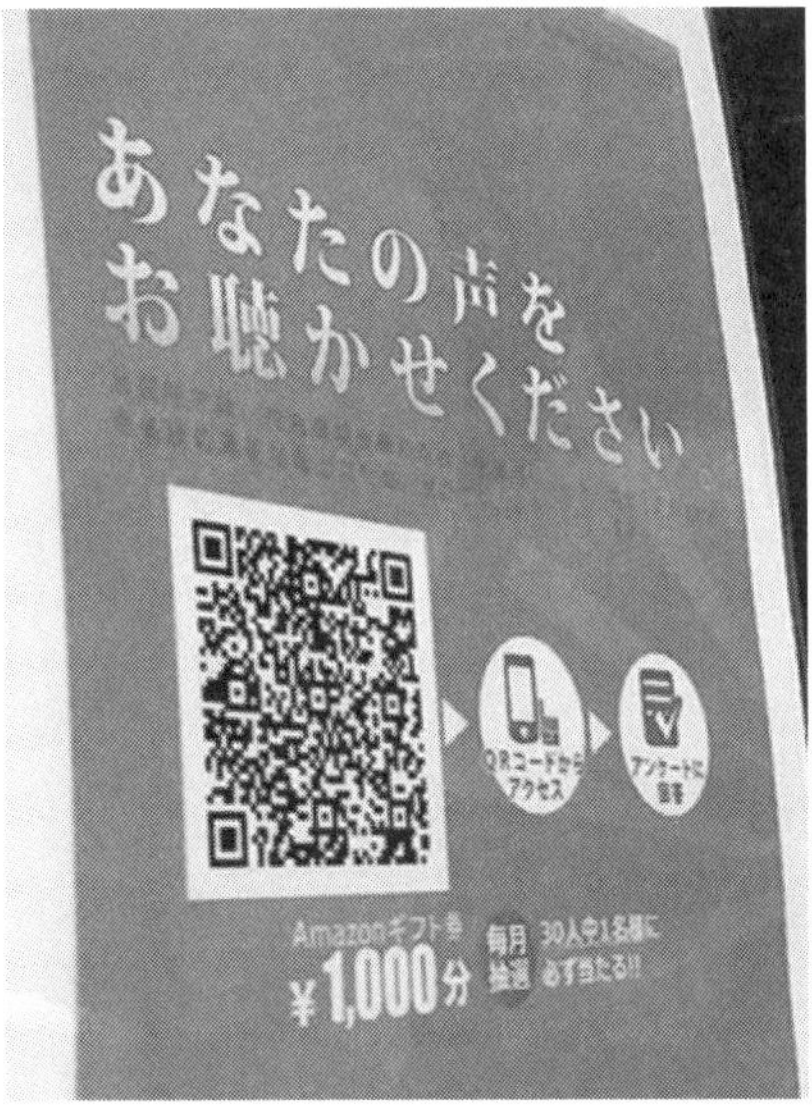
あなたの声を
お聴かせください
Amazonギフト券
¥1,000分
毎月抽選

増えてきたネットを使う意見箱

「入院中に看護師の○○さんに言われた「一緒にがんばりましょうね」という言葉に、とても勇気づけられ、うれしかったです。ありがとうございました」のように。

多くの病院では、この寄せられた意見や情報は、病院の経営トップともいえる院長や理事長が目にしますし、しばらくすると責任ある部署の担当者からの回答が添えられて、ロビーなどに貼りだされることでしょう。もちろん、予算が必要な案件などはすぐに改善されるわけではありませんが、経営陣に直接声を届けられる手段として、ぜひ活用してほしいと思います。

先日も、退院時に、病棟スタッフへの感謝の意を伝えておきました。その後、どう処理されたかを確認しそびれましたが、決して悪いようにはなっていないと思います。

もし、どうしても苦情を言いたい場合は、必ず改善策を添えてほしいのです。苦情だけ書くのは単なるクレーマーです。苦情を言うのではなく、課題とともに改善案を出すのです。

私は、以前通院していた病院で、外来にあるトイレ表記がわかりづらく、マークを大きくして遠方からでも視認できるようにしてほしいと考えました。そこで、具体的な改善策を提案したところ、その次に外来に行った際には改善されており、トイレの扉には、私の提案通り、大きなトイレのシールが貼られ、わかりやすくなっていました。

患者も一緒になって病院をよくしていくという姿勢は、病院で働く多くのスタッフにとって有意義な情報であり、モチベーションアップにつながり、それは生き生きとした職務姿勢になり、患者にとってここちよい医療を受けられる環境になると思うのです。

自分がよりよい医療を受けるためには、患者がスタッフをほめて伸ばす。そのために意見箱を有効活用したいものです。

逆にすべきではないと私が考えていることもあります。それは、インターネットの口コミ情報に、主観的な意見を書くこと。口コミ情報は、どのように受け止められるかわかりません。書くならば客観的な事実だけを書き、読んだ方が判断できる情報だけを記すべきだと私は考えています。

例えば、「○○科の医師がとても親切で、ウデもよかったです」は、主観的な意見だけです。そうではなく、「○○科の医師は、診察にはいつも10分はとってくれ、しっかりと顔を向けて話をします。手術後の管理も的確で事前の説明通りに退院できました」ぐらいは客観的に書いてほしいと思うのです。

第7章　失敗しない薬局の選び方

薬剤師への期待

患者にかかわる医療職種は、医師、看護師、臨床検査技師、歯科医師、放射線技師、理学療法士、作業療法士、視能訓練士……たくさんあります。

そのなかで私が特に期待しているのは「薬剤師」です。私自身の闘病の経験やこれまでの勉強会や研修などを通じて、彼らの深い知識、幅広い技量を私は知りました。

しかし、残念なことに現状ではその能力が発揮できる環境ではありません。特に調剤薬局やドラッグストアにいる薬剤師には、あなたの疾患《しっかん》に関して与えられる情報があまりに少なく、唯一の情報源である処方箋には病名や検査値、治療方針などは一切書かれていません。これでは患者へ十分にかかわることができません。

そこで、患者自身が自分の情報を薬剤師へ提供することで、薬剤師は職能を発揮でき、能力を治療に役立てられるようになるのです。

薬剤師への期待をまとめてみましょう。

・日頃からのかかわり

調剤薬局の薬剤師は、「かかりつけ」になってもらうことで、自分の生活背景、生活スタイル、趣味嗜好などを把握してもらい、より的確な情報をもらえます。

・病気の相談

待たされる病院とは違い、軽度の不調の場合は、まずかかりつけの薬剤師へ相談し、薬局の薬で治せそうか、病院へ行ったほうがいいのかのアドバイスをもらえます。

・ダブルチェック

調剤薬局は、病院とは経営母体が異なります。そこで、医師が提示してきた治療方針に対する意見を聞くことができます。断言や指示は難しいと思いますので参考情報として。

・トータルコーディネイト

病院は、科ごとに分かれてしまいますが、薬剤師はかかりつけを一人に絞《しぼ》ることで、複数科にまたがる病気がある状況でも、トータル的にかかわってもらうことができます。

薬剤師と付き合ううえでの留意点もいくつかあります。

何よりも、薬剤師は、患者の病名を知る機会がありません。患者はこれをいつも心にとめておかなくてはなりません。

薬剤師が患者の疾患に関して知り得る情報は、処方箋とお薬手帳に記載されていることだけです。そこには病名すら記載がありません。例えば、湿布薬が処方されていたとしても、その疾患の部位が背中なのか足なのかすらわからないのです。

一方で、薬剤師が病名を知ると、生活面で配慮すべきことや疾患の冊子提供など、いただける情報が格段に増加します。

そこで、薬剤師には患者が自分から病名を伝える必要があります。こちらが情報をできる限りオープンにすること。それにより、入ってくる情報は量も質も格段に増えます。そのためには、お薬手帳に医師に告げられた病名を記載することです。

しかし、急になった病気や、体調が優れずに書けないということもあるでしょう。その場合でも、できるだけ早い段階で薬局のスタッフに病名を告げておきます。

それは処方箋を事務スタッフに渡した際に言うのがよいでしょう。もし、病名と薬の種類があっていないなど、何か疑問があれば、薬を調剤する前に薬剤師が聞いてくるはず。

言いそびれたとしても、薬を調剤した薬剤師が目の前に来た段階では必ず伝えます。病名を告げない場合は、単に薬の飲み方の説明だけで服薬指導は終わってしまいます。情報がない以上、薬剤師としてもそれ以上話せることはありません。

実際に、私は薬剤師から、甲状腺《こうじょうせん》がんに関するわかりやすい冊子をもらいましたし、検査データの読み方や、薬の効く仕組みなどを教えていただきました。このように薬剤師が知っていることは単に薬のことだけではありません。病気の予防や治療方針に対する知識もあります。そして、何よりも、この病気により生活に及ぼす影響などを一緒に考え、対策を練りたいものです。

例えば、花粉症にしても、スギによる花粉症だと言えば、この地域では例年何月の何週目ぐらいまでだとか、仕事に行く際に適した服装や外出方法などのアドバイスなども得られることでしょう。しかし、これが、単にアレルギー症状に対する処方箋からの情報しかなければ、アレルギー薬の説明をして終わりです。裏を返せば、病名を伝えたにもかかわらず、単に薬の飲み方の情報しか出せない薬剤師であるのならば、担当や薬局を替えたほうがいいかもしれません。到底、自分の応援団として役立つとは思えませんので。

お気に入り薬局の選び方

慢性疾患になり、毎日、処方箋が必要な薬を飲むことになったら、病院の近くではなく、自宅の近所や職場への途中にある調剤薬局を探しましょう。病院の近くの薬局は待たされますし、その分、薬剤師の説明時間は少ないです。どこの薬局でも自己負担額は同じです。それならば、自分を覚えてくれて、かつ何かあったらすぐに行きやすく、通える薬局にすべきです。

ドラッグストアやスーパーマーケット内に調剤薬局が入っているスタイルもあります。待っている間に買い物ができるというメリットもありますが、薬剤師不足の昨今、土日や夜になると調剤薬局部門は閉まってしまうお店が少なくありません。その点はご留意ください。

通いやすい調剤薬局を探せたら、最初は処方箋も持たずに、まずは薬剤師の資質を試しましょう。これから重要なサポーターになってくれる方ですから、しっかりと吟味《ぎんみ》します。

そのために必要となるのは、お薬手帳です。慢性疾患で飲むことになった薬に関して、お薬手帳を見せて、「次回以降、こちらの薬局でお世話になりたいが、この店で扱えるか？」と聞いてみるのです。そのやり取りをしていくなかで、薬剤師やスタッフの温かさや、店の居心地などを感じてみましょう。

基本的に、薬局や薬剤師は、患者が育てなくてはなりませんので、完ぺきを求めてはいけません。この薬剤師ならば話を聴いてもらえそうかどうかという観点で見ます。逆に、聞く耳をもたずにずっと話し続ける薬剤師は避けたほうが賢明です。

例えば、この店を選んだ理由やいまの体調などを聞いていたらＯＫ。店の営業時間などを一方的に話し、次回の来店を予約させようとするならばＮＧだと私は考えています。

気に入らなければ、無理はせずに、その場は適当に話を流して、退店してしまえばいいだけです。

さぁ、あなたにとっての、お気に入り薬局は決まりましたね？

その際、私が勧《すす》める薬局の条件は次のようになります。

・お店が自らつくっている「ホームページ」があるか、頂戴した名刺に「メールアドレス」かSNSの情報がある

後述しますが、処方箋はメールで流すことを想定します。この時代に、メールもSNSもしていないとなれば、時代遅れ。そんな薬局にお世話になりたくないものです。

・「若いスタッフ」がいる

高齢者のご夫婦だけで営《いとな》んでいる薬局もありますが、そのような薬局が最新情報を取りに、学会に参加したり、積極的に大学とつながっているとは考えにくいです。逆に、小規模会社なのに、若い薬剤師がいる店は、薬剤師からも魅《ひ》かれる何かがあるかもしれません。

・薬局内の患者の目の届く範囲に、「季節に合ったポスターや情報」が貼りだされている

処方箋にある薬以外の情報を、適時提供してくれる可能性が高いです。逆に、色あせたポスターがずっと貼られているような場合は、情報が古いということでもあり、避けたほうが賢明です。

・「処方箋がいらない薬や漢方薬」を扱っている

薬剤師が責任をもって患者に勧める商品があるということは、それなりに勉強している薬剤師がいる可能性が高いです。

・営業時間が、自分のいまの「生活スタイルに合っている」
そもそも、自分が顔を出せないとなりませんので。

・「健康サポート薬局」の表示が掲示されている
健康サポート薬局については、大切なことなので、１５２ページで詳しく説明します。

さて、お気に入り薬局が決まったら様々に活用しましょう。本来、調剤薬局は処方箋を持たずに気軽に入って問題ないお店です。ましてや、日頃は処方箋を持っていく関係ならば、もっと気軽に立ち寄ってもいいはずです。

どの程度まで、一般の客を受け入れられるかは、経営者やその日の忙しさなどによって異なりますので、お互いに空気を読み合って……ということになります。

夏バテでなんとなく体調が優れない、花粉症の症状が出始めた、食欲がわかない、急激に体重が変化した、薬の副作用が心配など、些細な体の変化や心配をぶらりと相談しに、店に行けばいいのです。そのため、お気に入り薬局は、自分の生活圏内にあるといいでしょう。処方箋がいらない薬（大衆薬、ＯＴＣ薬といいます）や漢方薬なども扱っている薬局だとなおよいのです。

薬局をより便利に使うコツ

お気に入り薬局を決める際に、ぜひ「処方箋を電子メールで事前送信したい」と相談してほしいです。もちろん、ＳＮＳのメッセンジャーなどでもかまいません。最近は、送信できる電子お薬手帳（アプリケーション）を導入する薬局も増えてきました。要は、事前に送っておき、後で取りに行くという流れを、薬局側が協力してくれるか、という話です。一部の病院では、ＦＡＸによる事前処方箋送信サービスをしていますので、それでもいい話です。

病院で渡される処方箋には有効期限があります。それは、病院で渡された日を含めて4日間。その間に、調剤薬局へ行き、薬を受け取り、会計を終わらせなくてはなりません。複数の病院に通っている場合など、薬はまとめて受け取りたいと、少し処方箋を寝かせてしまうと、取り返しがつかない状況になるかもしれません。月末締めでコンピューターを使って自動で保険点数を計算する薬局がほとんどですので、月替わりのタイミングは特に留意が必要です。

私は、病院で処方箋を受け取ると、その病院の待合室で、スマートフォンを取り出し、処方箋を撮影し、行きつけ薬局へメール送信。併せて、受け取りに行く日時を連絡します。たいていは、翌日の夕方。

それにより、薬局側としては、それまでに薬を用意しておけばいいので、焦ってする必要もないし、在庫がなくても取り寄せられるし、安定した仕事が可能になります。患者の側である私としては、無駄に薬局で待たされることも、在庫切れの心配もありません。

そして、多くの薬局は夕方に少しのんびりするので、ゆっくりと薬剤師とも話ができるのです。

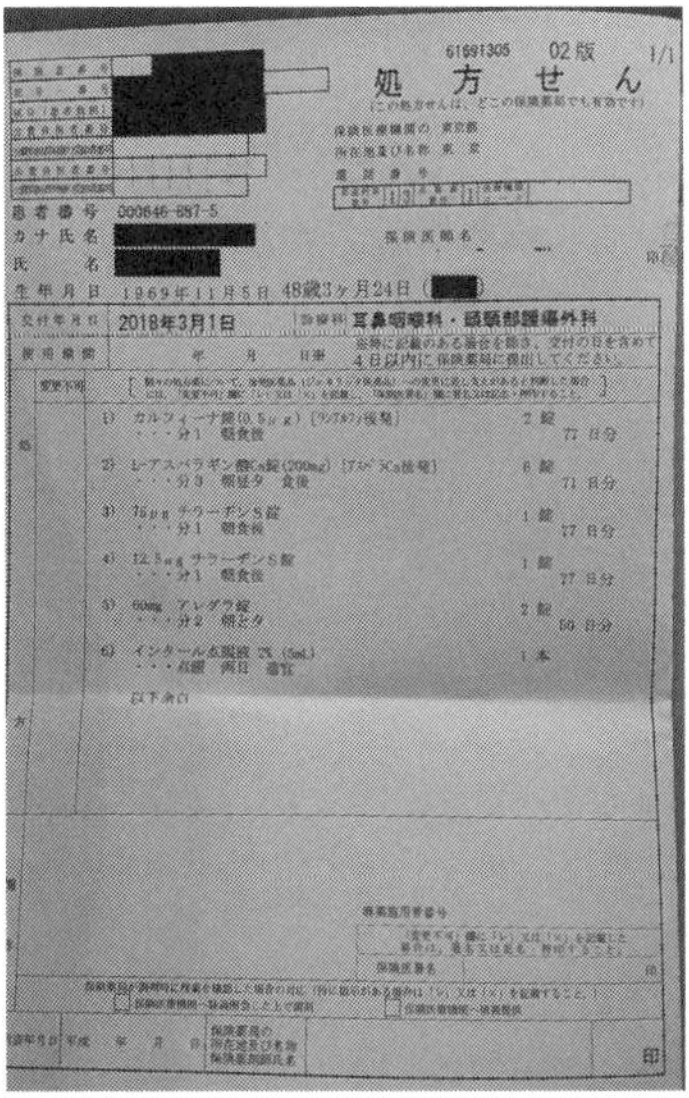
61891305　02版　1/1
処方せん
[redacted]
患者番号　000646-687-5
カナ氏名　[redacted]
氏名　[redacted]
生年月日　1969年11月5日　48歳3ヶ月24日（[redacted]）
交付年月日　2018年3月1日
診療科　耳鼻咽喉科・頭頸部腫瘍外科
4日以内に保険薬局に提出してください。
1)　カルフィーナ錠(0.5μg)　2錠　77日分
・・・分1　朝食後
2)　L-アスパラギン酸Ca錠(200mg)　6錠　71日分
・・・分3　朝昼夕　食後
3)　75μg チラーヂンS錠　1錠　77日分
・・・分1　朝食後
4)　12.5μg チラーヂンS錠　1錠　77日分
・・・分1　朝食後
5)　60mg　アレグラ錠　2錠　50日分
・・・分2　朝と夕
6)　インタール点眼液 2% (5ml)　1本
以下余白

処方箋を撮影し、メールで送る

さて、後日薬局へ行く場合、医師に処方箋を書いてもらう際に、少し工夫が必要です。薬局には通院日に行かないので、その先、数日分を余裕分として処方してもらう必要があるのです。もちろん、これは、基本的に問題ありません。「その日に薬局へ行けないので念のため4日分を追加で処方してほしい」と伝えればいいのです。私は、さらに数日分を災害の備えとして、加えて処方してもらっています。

このメールによる処方箋受理という方法を受け入れてくれない薬局もたくさんあります。その場合は、この薬局にお世話になる義理がなければ他の薬局へ行けばいいし、薬局や薬剤師を患者とともに育てるという意識があるのならば、この方法の導入を検討してもらえばいいと思います。

珍しい病気で高額の薬を使っている場合は、薬局側のことも少し考えてあげてほしいと私は考えています。

薬は、問屋から仕入れますが、どうしてもまとめて発注することになります。薬には使用期限がありますので、売れるか（処方箋を持ってきてくれるか）わからない薬をいつも置いておくことはできません。そこで、薬局に処方箋を渡してから、薬局は薬を発注でき、翌日に入荷。その後にあなたは受け取りに行くという流れを考えてほしいのです。また、次回もその薬局でよいと考えているのならば、次回に来局する月日を明確にしてあげることで、薬局は安心して発注できます。

私の知り合いの薬局では、患者が来局する口約束があり値段の高い薬を入荷したものの、結局現れずに、数十万円の損害（不良在庫）を出してしまったそうです。薬局も商売。客である患者と、お互いに信頼し合い、よい関係性を築きたいですね。

薬剤師により強い仲間になってもらう

自分のことをわかってくれる医療者は多いほうがよく、さらにいつもの医師とは違う側面から客観的に見てくれるほうがよい。まさに、薬剤師はその役に最適と言えます。

まずは、何でも気軽、気楽に聞いてみればいいのです。調剤薬局で受け取った薬などで、不明な点、不安なこと、聞いていない副作用かもしれない症状などを感じたら、電話や電子メールなどで聞いて問題ありません。忙しかったり、情報がなくその場ですぐに返事がなくても、改めて返事をしてくれることでしょう。

このように、きちんと対応してくれ、信頼できると思ったら、その薬剤師を「かかりつけ」にしましょう。

特に、複数の病院に通院している方には、「かかりつけ薬剤師」を決めることを強くお勧めしています。

医師は、自分の専門分野には知識も経験も豊富ですが、専門外になるとあまりわからないものです。つまり、多くの科にまたがり薬が処方されている場合、飲み合わせがよくなかったり、効果が同じような薬が複数出されていたり……。しかし、かかりつけ薬剤師を決めておけば、そのチェックをしてくれ、危険な飲み合わせや不要な薬に関して、提案してくれるはずです。

もちろん、お薬手帳が一冊にまとまっていることや、自分の病名をかかりつけ薬剤師にきちんと伝えていることなどが前提になります。

あなたの強い仲間になってくれる方なのですから、情報をしっかりと渡して、お互いに信頼関係を築いていくという意識が大切になります。

場合によっては、薬の話にとどまらず、不要な検査や通院なども意見してくれる可能性があります。薬剤師は診断できる立場ではないので参考意見という捉《とら》え方をしなくてはなりませんが、客観的な情報はとても役立つものです。

なお、いまでは、患者一人ひとりに、「かかりつけ薬剤師」を決めてもらうとする流れがあり、その認証制度もあるのです。

この認証を得ている薬局の場合、「かかりつけ薬剤師」を自分で決めると、決めたという趣旨の同意書にサインを求められる場合もあります。この薬剤師でいいと思えばサインすればよいのですが、このサインは一人の薬剤師（薬局）にしかできませんので、本当に「この薬剤師をかかりつけにしてよい」と決めてからにしましょう。

単に患者の同意書を増やしたいがためにやみくもにサインを求める薬局・薬剤師があるのも事実です。名前もわからない、逆に自分の生活背景も知らないような薬剤師は、かかりつけとは言えません。家族と相談するなどと言い、同意書だけ持ち帰り、サインをしなければよいと私は考えています。

私のかかりつけ薬剤師は、職場の近くの薬局の方です。選んだ理由としては、仕事の合間に取りに行け、そして、私の開催するイベントにお越しいただいていて顔を知っていたからです。

さて、かかりつけ薬剤師を決めたら、その方を今度は名前で呼びましょう。

もし、名前を忘れても大丈夫。必ず名札をしていますので、確認できます。

そもそも、お互いが名前で呼び合える関係であることが、その先の病気や治療に関する相談ができるための前提だと思うのです。どこのだれだか、名前もわからない人に、私は自分の病気のことを話したいとも、知ってもらいたいとも思わない、いや、知ってほしくないですから。

私は、かかりつけ薬剤師の方をお名前で存じ上げているものの、お店の名前（屋号）で呼んでいます。それも、彼とは商店街が近い街中でのイベントで出会っていたからであり、個人商店ならではの、親しみを込めた呼び方です。

わが家は違いますが、家族全員分をそのかかりつけ薬剤師に頼るのもよい方向と言えます。自分の薬を受け取りついでに、親の介護の相談や、家族の動向の話までできます。

薬局の側からしても、家族全体像を把握することで、生活の様子がわかり、提供できる話も格段に増えるものです。

地域に根差した「健康サポート薬局」の役割

あなたは「健康サポート薬局」という言葉を聞いたことがありますか?

かかりつけ薬剤師については前述しましたが、さらに進んだ薬局として新しく登場している調剤薬局の姿です。

平成29年11月に厚生労働省から出された文書「健康サポート薬局の現状について」によると次の条件を満たす薬局を指します。

○ かかりつけ薬剤師・薬局の基本的な機能を有している
○ 地域住民による主体的な健康の維持・増進を積極的に支援する薬局
○ 都道府県知事等に届出を行い、薬局機能情報提供制度に基づき公表している

具体的に健康サポート薬局は、次のようなことができるのです。

① 医薬品や健康食品等の安全かつ適正な使用に関する助言

ポイントは、健康食品。つまり、薬の説明だけではなく、食事、栄養などといった観点からも、自分に合った健康な生活に向けて関わってくれると期待できます。

② 地域住民の身近な存在として健康の維持・増進に関する相談を幅広く受け付け、適切な専門職種や関係機関に紹介

ポイントは二つ。

まずは、地域に根差しているということ。介護も含めて、必要に応じた他の職種へのつなぎ役になってくれます。

もう一つは、健康相談を受け付けるとしていますので、処方箋がなくても、予防という観点でも、堂々と相談に行けます（本来は、どの薬局でも相談に乗ってくれるべきだと思いますが……）。

③　率先して地域住民の健康サポートを実施し、地域の薬局への情報発信、取組支援も実施

ポイントは、健康サポート。そのために、毎月のように健康に関するイベントを開催しており、そこにはだれもが参加できるようになっているはずです。

そして、これらの基準を満たし、健康サポート薬局と名乗るには、届け出が必要なのです。平成29年10月31日現在、全国から567件の届け出があったそうです。全国にある調剤薬局は約5万7000件ですので、たった1％です。

そう考えると、もし身近に「健康サポート薬局」という表示があれば、患者だけではなく、地域の住民に対してや同業者に対しても努力しているということであり、私としてはそういう薬局を応援したいと考えています。

見分けるにはどうしましょうか？

多くの健康サポート薬局は、条件を満たすために大変な努力をしていますので、届け出後は当然、何かしらの方法でアピールしていると思います。

のぼりが立っていたり、入口にポスターが大きく貼りだされているなど。

ぜひ、見かけたら、勇気を出して、気軽に入店し、声をかけてください。

その際、この本のこのページを開いて、「ここが健康サポート薬局のようなのですが……」と。

まずは次回の健康イベントの開催情報を聞き、参加されてはいかがでしょうか？

そして、もしその薬局の薬剤師とウマが合うと思えば、その薬局をかかりつけにすればいいと思います。

第8章

自分の「要望書」作成のススメ

自分の希望が通らない医療の現実

私の祖母は脳梗塞《のうこうそく》で倒れ、10年間程、寝たきりの生活を過ごしました。

「おばあちゃんがやりたいことは何？」

決まって、同じ返事がありました。

「私が入るお墓を掃除しに行きたいわ」

その思いは、結局実現できませんでした。

大きな理由は、「安全性が確保できない」「何かあったら責任を負えない」「前例がない」……。

祖母がお世話になった施設を責める気はまったくありません。ある意味当然だと思うのです。

でも、本当にそれでよかったのだろうか？

世界のなかで長寿国の日本。

長寿であることが幸せなこと？　素晴らしいこと？

私の体内にあるがんはいずれ大きくなり私の命を脅かすことになるでしょう。

いつか、医療の力ではどうすることもできなくなるはず。

それでいいのだと私は思うのです。

がんで死を迎えられる。そんな希望があってもいいのです。


でも、その希望が通るのだろうか？


甲状腺《こうじょうせん》がんの入院を通して驚いたことがあります。

入院中に、毎日のように排便の回数を聞かれます。私は、生まれつきの病気、二《に》分脊椎《ぶんせきつい》症《しょう》があり、排便のタイミングは数日に１回程度。

それで48年過ごしています。しかし、入院中は２、３日排便がないと、薬を出すなどの対処法が検討される……。

身体のすべてが標準値にならないと、とにかくそこに近づけようとする……という空気を感じました。

私の場合は、自分で二分脊椎症であることと排便コントロールは甲状腺がんとは関係ない話であり、自分で対処する旨を看護師に伝え、自己コントロールしましたが、自分で伝えていなければ薬が処方され、それでも排便できないと……という医療が行われることになりそうです。

お墓の掃除であれ、排便のタイミングであれ、自分が医療者へきちんと「意思表示」をしなければ、それは実現できません。

逆に医療者の立場になれば、意思表示をされなければ、わかりません。わからない以上、「標準」や「正常」に近づけることが医療であり、それを実行することが医療なのです。

患者と医療者は、単に「思う」だけでは通じません。

患者の側からの意思表示がとても重要なのです。

そして、その意思表示は「具体的」に「行うこと」を示す必要があります。
よく、「延命治療はしないでください」と耳にするようになりました。
でも、延命治療とは具体的にどういうことでしょうか？
手術により胃に穴をあけて直接栄養を送る「胃ろう」でしょうか？
高齢になって発見されたがんを手術して治療しようとすることでしょうか？
そもそも、薬を飲むこと一つも命を延ばそうとしていることですよね？
私の友人の看護師の講演を聞いて納得しました。
「しないでくださいは、何をしていいかわからない」のだと。
しないでほしいのならば病院へ行かないことになります。
病院へ行った以上、医療者は何かをしなくてはなりません。

患者協働の医療を意識する

自分は医療に何をしてほしいのでしょう？

その、してほしい内容を具体的に意思表示することが大切です。伝えるのに医療的な言葉を使う必要はありません。

例えば、次のような意思のことです。

・自宅でトイレとお風呂が一人で行えるようになりたい。
・残された時間を病院で安らかに過ごしたい。
・痛みを取ってほしい。そのためにならば、どのような治療でも受ける覚悟がある。

もっと身近な花粉症で考えてみましょう。

いまの多くのクリニックでは、花粉症の症状を訴えれば、何に対するアレルギーかを特定し、症状に対する薬を処方する、というのが一般的な医療行為だと思います。

そこに、患者の側の意向は反映されません。

例えば、

「明日の会議にくしゃみが出ないようにしたい。そのためならば医療費はいくらかかってもよい」

「何年かかってもよいので、体質を改善し、花粉症にならない身体にしたい」

「平日の昼間に時間がなく病院に行けないので、市販薬で対処できる方法を知りたい」

このように、自分が医療に期待することは具体的にあると思います。

本来の医療の姿は、患者がこのように意思表示することで、自分に合った医療資源を活用していくのです。

日本の医療者は、医師、看護師、薬剤師、放射線技師、製薬企業……多くの職種が連携し、チームになって患者のために医療を行うという考え方があります。

これを「患者中心の医療」と言います。

患者の病態を把握し、エビデンスと言われる一般的な治療法を当てはめるように医療者は考えます。

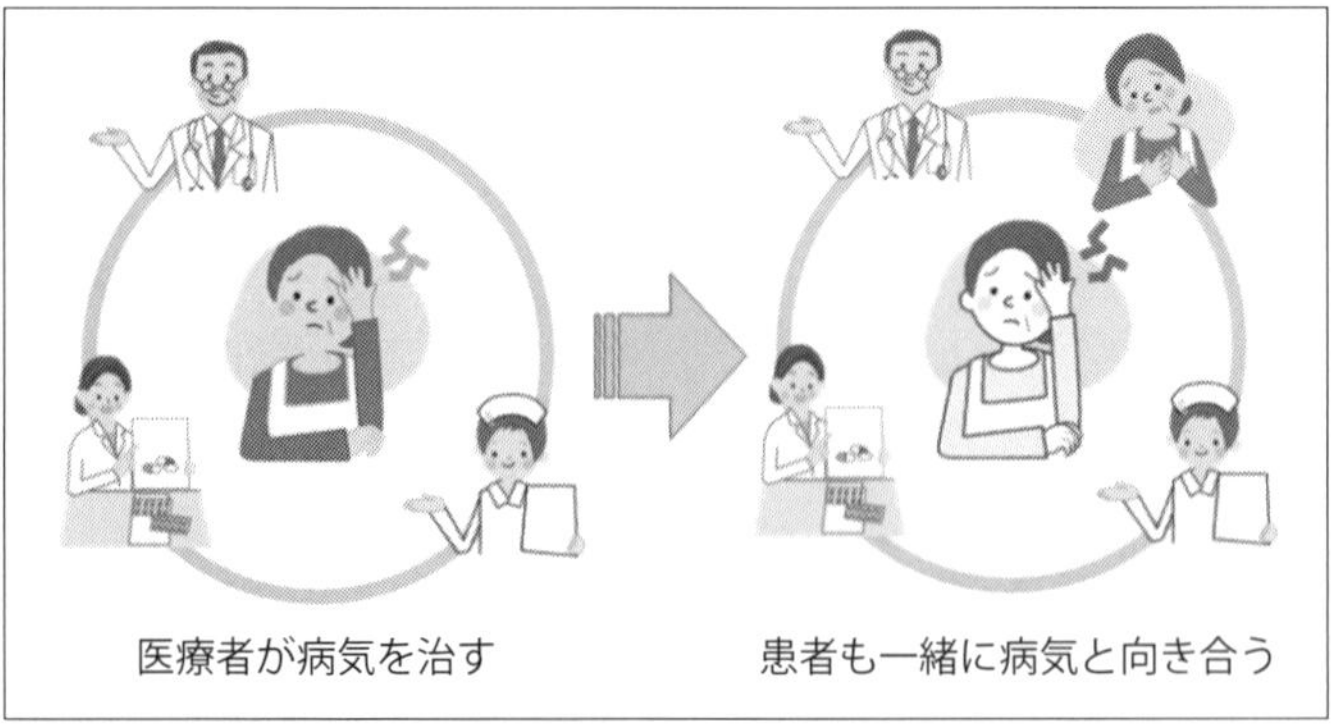

「患者中心の医療」から「患者協働の医療」へ

しかし、私はすこし違和感があります。

そもそも、患者の意思表示は、どの段階でしっかりと引き出され、それが多職種間で情報共有されているのでしょう？

クリニックでは、受付時に症状を聞かれ、場合によっては問診票に症状を記入します。

しかし、ほとんどの問診票には、病院や医療に何を期待するのかを書く欄はありません。自分がどういう生活をしているかも書けません。

先日も、診察して2週間後に再来院するよう指示されました。平日にそんなに休みを取れるほど暇ではありません。仕事のために通院が難しい旨を言うと、身体と仕事の選択を迫《せま》られました。

このケースはまさに患者中心の医療の考え方です。治療のために、医療者が連携し、がんばる……。そこに、患者の意思を優先させるという発想はありません。

本来は、患者の意思を第一優先として、それに対してどう対処する方法があるかを考える姿が望ましいと考えます。

それを私は、「患者協働の医療」と言っています。医療者の世界では、「患者参加型医療」とも言われていますが、意味としては同じに使っています。

いまの多くの医療現場では、患者ががんばって自分の意思表示をしないとなりません。そのタイミングを逃してしまうと、過日の私のように身体と仕事の選択を迫られるなど、お互いに理解し合えない関係になってしまいます。

自分の要望を文字にして伝える

そして、患者協働の医療を実現させていくために、患者がすべきことがあります。

それは、自分の意思表示……すなわち要望は、「文字にして伝える」のです。

医療者は人間です。その場で言われても忘れてしまうでしょう。

患者としては言ったつもりでも、医療者は聞き流しているかもしれません。

そこで、私は「要望書」の作成を勧《すす》めています。

自分で自分の人生の要望を言葉にできたら、そのなかから、医療者へ伝えておくべきことや、伝えたほうがよいと思うことを、文字にして抽出し、自分の「要望書」を作成します。

要望書を書くにあたってのコツを挙げましょう。

・**箇条書きにする**

一つの要望ごとに箇条書きにします。文章で書いてしまうと医療者も読み込みづらくなります。特に大切なことは太文字やラインを引いてもよいでしょう。

・**文章はうまくなくてもよい**

考えが伝わればよいのです。きれいに書こうとか、文章を書くのが苦手だからではなく、話し言葉でいいのです。友達に話しかけるようなイメージでよいのです。

・**自分の言葉でよい**

難しい医療用語などはいりません。自分がふだん使っている言葉でよいのです。気軽に、楽しみながら書いてみましょう。

・**紙のサイズはＡ４**

多くの場合は、要望書を出すとカルテに入れてくれ、医療者同士で要望内容を共有してくれると思います。その場合、Ａ４サイズの紙だと回覧もしやすいし、保存も容易です。

・**日付を入れる**

それにより、再提出した際にもどちらを優先させるか（新しいか）がわかります。

作成するタイミングはいつがよいでしょう？
もちろん、病気の種類や自分の状況により、答えは決まりません。
診察時ならばいつ言ってもよいのですから。

そのなかでも、あえて挙げるとすれば、二つ。
初診時と、大きく治療方針が変わるときです。

初診時は、病名が確定していないことも多く、事前に要望書を用意することは難しいと思います。そこで使うのは、病院から言われて書き込む問診票です。
前述した通り、受付の際に問診票を書くよう指示されることが多いでしょう。そこに記入欄がなくても自分の希望を書き込むのです。

「今後、平日の通院は難しいので土日の通院を希望」「痛みを取ることを優先してほしい」「育児で子どもと常に接するので、子どもへの感染を防ぎたい」など。

治療で来院しているのでしょうから体調は優れないと思います。しかし、ここでしっかりと伝えるという意識をもつことで、この先、受けられる医療は変わるかもしれません。

そして、治療が長引くことになると自分で要望書をつくることになります。

特に、大きく治療方針が変わるときは、医師もしっかりと説明をしなくては、という意識になっています。このタイミングで、自分の生活や治療方針の希望などを伝えると、お互いによい関係性を築ける可能性が高まります。

「大事な仕事を抱えており、２週間以上は休みたくない」「自宅で家族の世話になるのは心苦しいので身の回りが自分でできるようになりたい」など。

最初からうまく書く必要もありません。

何回出してもいいのです。

意思や気持ちが変わってもいいのです。

私が提出した要望書

実際に私が提出した要望書の一例を取り上げて解説しましょう。

①治療方針の根拠となる「人生観」（治療そのものは医師の意見を尊重）

・生活の質の面では、講演や執筆活動等の仕事を継続したいと考えています。よって、声帯、視力、上肢機能への影響をできるだけ避けたいと考えています。

自分が人生のなかで大切にしていることや考え方を明確にしておきます。それに基づいて治療方針を決めてほしいという願いです。

実際に、手術後に、複数の医師から「声帯、視力、上肢機能への影響はないと思います」という説明があったことからして、手術時にはスタッフ間でその意識合わせが行われていたと考えられます。

病院　耳鼻咽喉科　御中

今回の加療へのご協力に感謝申し上げます。
現段階での当方としての希望などをまとめました。

〈治療方針〉

・QOL 面において、特に講演や執筆活動等の外部発信の継続を希望します。よって、声帯、視力、上肢機能への影響をできるだけ避けたいと考えています。
・基本的に標準治療を希望します。
・基本的に学会によるガイドラインに沿うことを希望します。
　ガイドラインから外れる場合は充分な相談をさせていただきたいです。
・治験への協力可能な案件がある場合は、上記に限らず、前向きに検討します。
・退院後においても、門前薬局は利用しないため、通常の薬局で入手困難な処方薬の場合は、事前の相談もしくは一時的に院内処方を希望する可能性があります。
・抗がん剤による加療、またはターミナルを想定した場合は、早期から緩和ケアチームの関わりを希望します。
・入院期間が２週間を超える場合、足腰力低下防止のため、リハビリテーション科の紹介を希望します。
・セカンドオピニオンの受診を希望します。

〈コミュニケーション〉

・医師を含めて呼称は互いに「さん」を希望します。
　(耳鼻咽喉科、および入院病棟以外の医療者を除く)
・(本人が入らず) 家族のみへの説明などは原則として避けてほしいです。
・医療過誤が発生した場合、本人家族に対して、事実の公開を希望します。医療過誤の理由と再発防止の対策を家族が納得できた場合は、その後の追及などはしません。

〈入院に際して〉

・個室料が発生する病室は希望しません（化学療法による加療時は別途相談)。
・退院時にカルテ開示を請求する予定です。

2016 年 5 月 19 日　鈴木信行

② 治療に必要となる情報（特に、他院・他科に関する事項）

・二分脊椎症のため、足腰力の低下が著《いちじる》しいです。入院期間が2週間を超える場合、リハビリテーション科の紹介を希望します。
・セカンドオピニオンの受診を希望します。
・私の意思疎通が不可能になった場合は、妻の意思・意見を優先させてください。
・個室料が発生する病室は希望しません。

医師は他の科の疾患《しっかん》に関する知識や情報は十分ではありません。よって、複数科や病院に罹《かか》っている場合は、その疾患へ予想される影響への対処法なども挙げておくとよいでしょう。

セカンドオピニオンの受診希望や個室料金の支払い拒否など、どうしても面と向かっては言いにくいことでも、こうやって文字にしておくことで、医療者に伝わります。事前に、この要望書を提出しておいたことで、入院時には大部屋と個室の選択などを聞かれることもなく、当たり前に大部屋に案内されました。

③　コミュニケーションに関する考え方

・医師を含めて呼称は互いに「さん」を希望します。
・家族のみへの説明は原則として避けてほしいです。

「先生」と呼ばれ慣れている方を「さん」と呼ぶ。これが自分としては、一番伝えるのに勇気がいりました。医師によっては嫌な顔をするが想像できるからです。しかし、それも書いて提出したところ、すんなりと受け入れられました。現に私は医師と先生と呼んでいません。

そこには、医師と患者は対等の関係性が必要だという思いがあるからです。

また、家族が知っているのに本人だけ知らないというのは、私はいやだと思うのです。

そこで、自分を抜きにした説明は避けるように事前に伝えています。

自分で作ったオリジナルの要望書は、医療者へ提出する前に、家族にも提示し、理解してもらっておきましょう。

第9章 学べる「場」に参加する

患者が医療者とともに活動する

患者が医療者から学べる場は、近年、急速に増えてきました。

特にインターネット上においては、患者からの質問に対して、医療者が回答するサイトもあり、複数の医師からの返答があるように信頼性も高いやり取りができるようになってきました。

先駆的な学会では、患者の参加が一部で認められたり、学会の会場で患者会がブースを出したり、発表演題のなかに患者からの発表があったりと、患者が医療者とともに活動する場は増加していることを実感しています。また、患者会では医療者をゲストに呼び、講演してもらうというスタイルも多くあります。

しかし、私は、患者が医療者から一方的に学ぶという流れだけでは、不十分だと考えています。

医療者も、患者が何を考えているのか、本当に治療に前向きなのか、薬を飲めているの

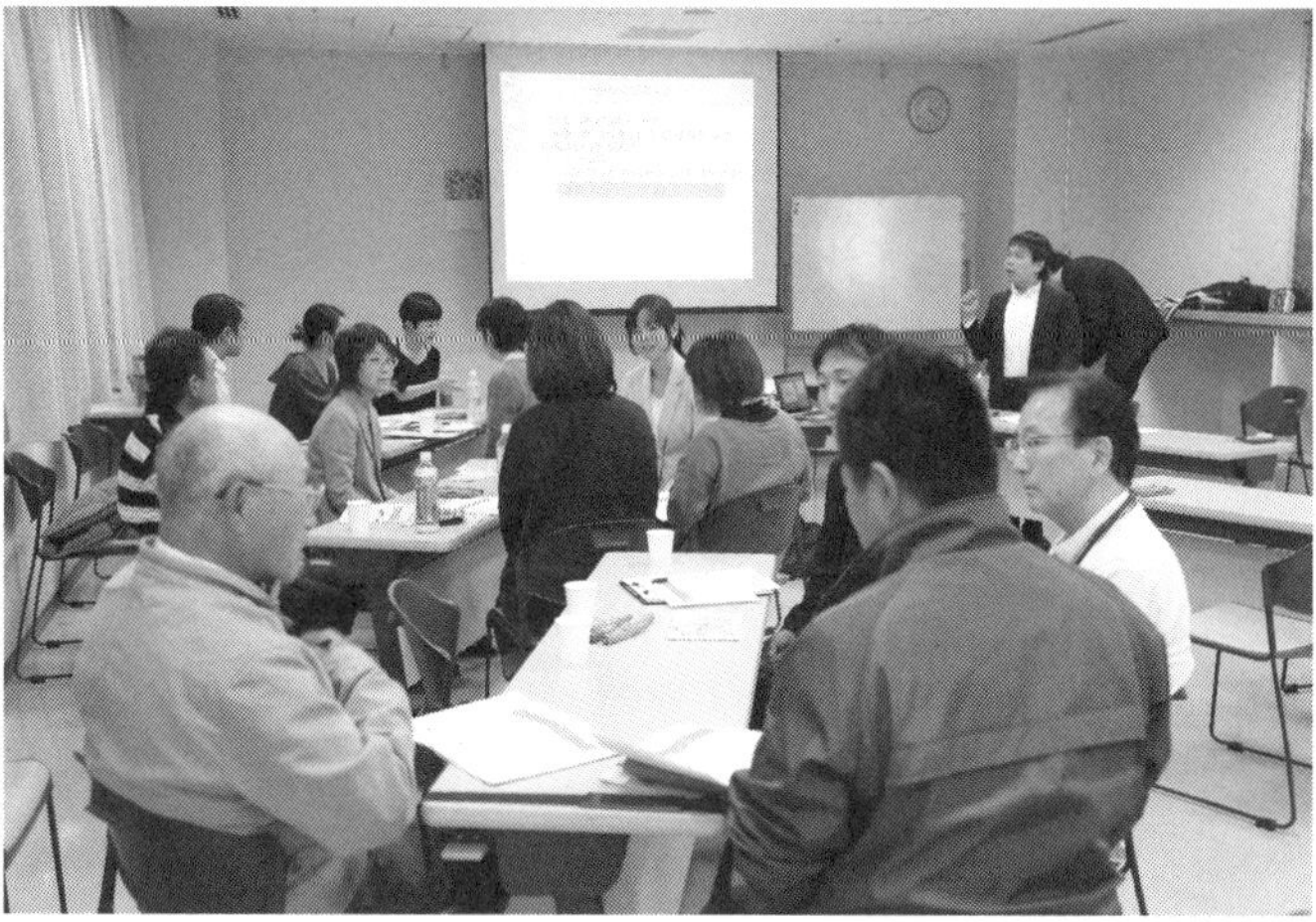

ある病院で開催した患者と医療スタッフが参加するイベント

か、どんな生活を送っているのか、その生活のなかでどうやって病気と折り合いをつけているのかなど、興味や知りたいことがたくさんあるようです。

つまり、患者と医療者がともに互いを理解する、あるいは一緒になって学ぶという「場」が必要であると考えています。

そこで、私たち「患医ねっと」が手掛けている活動をいくつか紹介します。

きっとあなたの周りにも様々な活動があるはず。少しアンテナを伸ばして、キャッチしてみてください。

活動事例――ペイシェントサロン協会

目的：患者協働の医療を目指し、医療への関わり方について、患者と医療者がともに学ぶ場をつくります

活動内容：毎回異なるテーマを設定し、患者、医療者、市民が参加し、対等な立場で対話することで、各々が気づきや学びを得られます

対象：設定しているテーマに興味がある方ならばだれでも参加できます

具体的な流れ：①自己紹介を兼ねてテーマに対する意見や思いを発言
②テーマに対して各自の意見、経験、感想などを付箋に書き出し
③付箋を模造紙に貼りだし、グループ分け
④各自の気づきや学びを明確化し、共有

活動場所：現在は、全国8ヵ所にて開催されています

活動頻度：各ペイシェントサロンで異なります。毎月1回〜半年1回

参加費：各ペイシェントサロンで異なります。1000円〜1800円

特徴：①参加者全員が、職務や職位、立場に関係なく対等です
②講座を受講し養成された「ペイシェントサロンファシリテーター」が主催します
③テーマは、「病院の選び方」「痛みとの付き合い方」など、医療や介護に関することが多いです

URL：http://www.patientsalon.net/

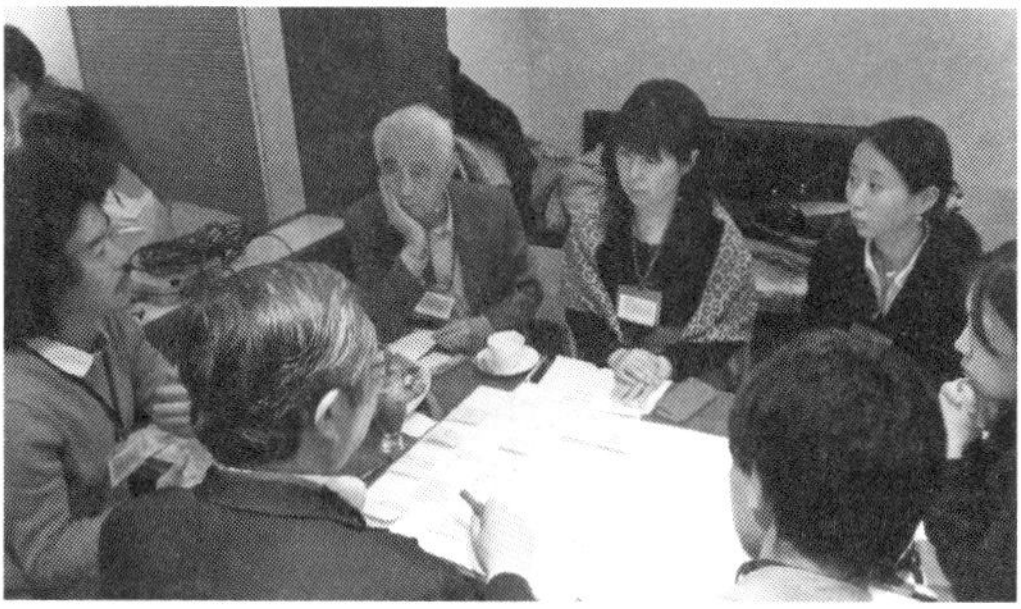

ペイシェントサロンでの対話の様子

上掲の写真では、あるテーマに関連し参加した7名が、各自の経験などをもとに意見などを模造紙に貼るとともに情報を共有しています。この7名は、医師、薬剤師、理学療法士、看護学生、患者、市民の様々な立場の方です。この輪のなかに、ペイシェントサロンファシリテーターがおり、全員から広く情報が提示されるよう参加者の発言を促《うなが》しています。ペイシェントサロン協会では、この手法を学ぶ機会として、ペイシェントサロンファシリテーター養成講座を開講し、幅広く各地へ展開しようとしています。

活動事例——患者協働の医療を推進する会

ビジョン：「医療をかたち作るのはすべての人々である」という考え方が広く浸透し、それに基づく医療が当たり前に行われている社会を実現させる

活動内容：①患者協働の啓発イベントの開催、および月次会合
②患者協働の活動事例情報の集約、発信

対象：興味がある方ならだれでも参加できます（年会費などはありません）

活動場所：東京都内

参加費：月次会合は無料。イベントなどではその都度設定

特徴：代表は、腎疾患による血液透析を必要とする患者の立場の事業家です。月次会合には医療職、患者など、多方面からの参加があります。また、現在は、年に一度のシンポジウムを開催しており、多くの方が参加しています

URL：https://amcop.jimdofree.com/

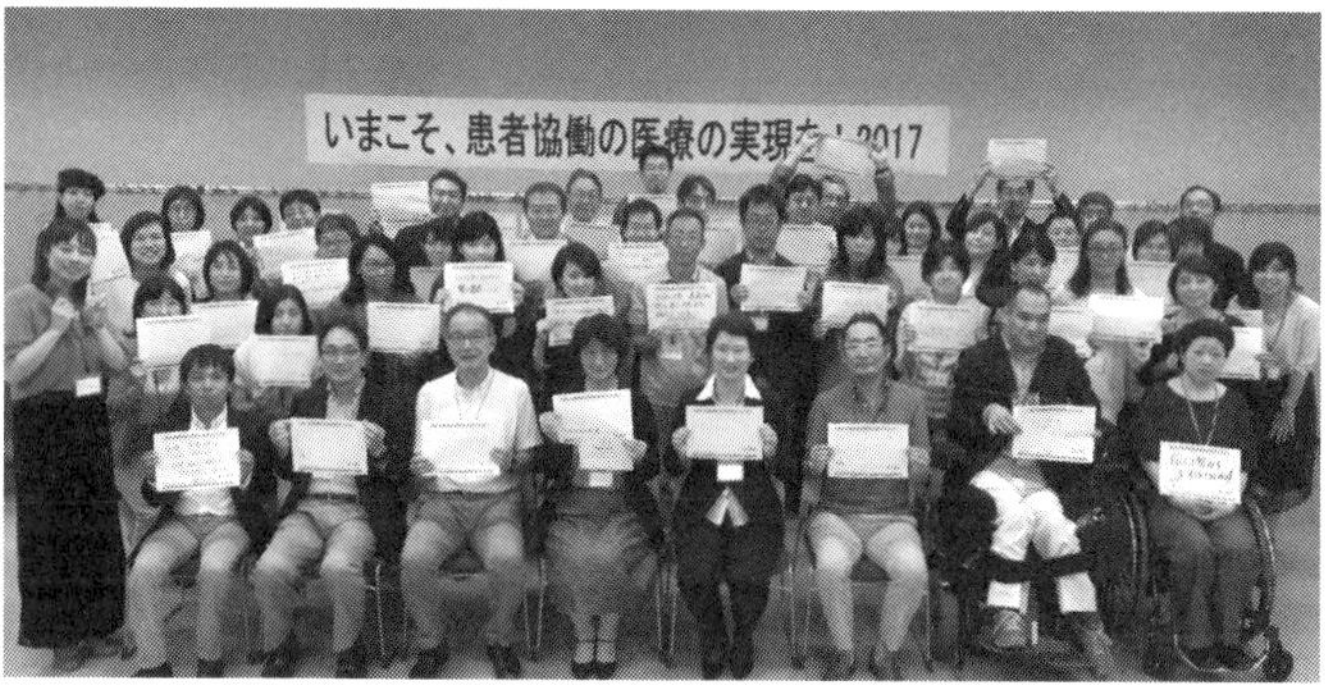

2017年に開催された患者協働啓発イベント

「患者協働の医療を推進する会」はＡＭＣＯＰ（Association of Advancing Medical Collaboration with Patient）と略しています。医療に関わる患者、医療者、支援者などが立場を超えてより良い医療を実現するための団体。

上掲の写真は、２０１７年に開催したシンポジウムの様子であり、このイベントをきっかけにして、本団体が立ち上がりました。

現在は、年一回程度、患者協働の意識を高める啓発イベントの開催に加え、各地で様々な組織、団体が開催している患者協働に関するイベントの情報の集約化をするべく、ウェブを制作しています。そのために、毎月一回ペースで会合を開催しています。

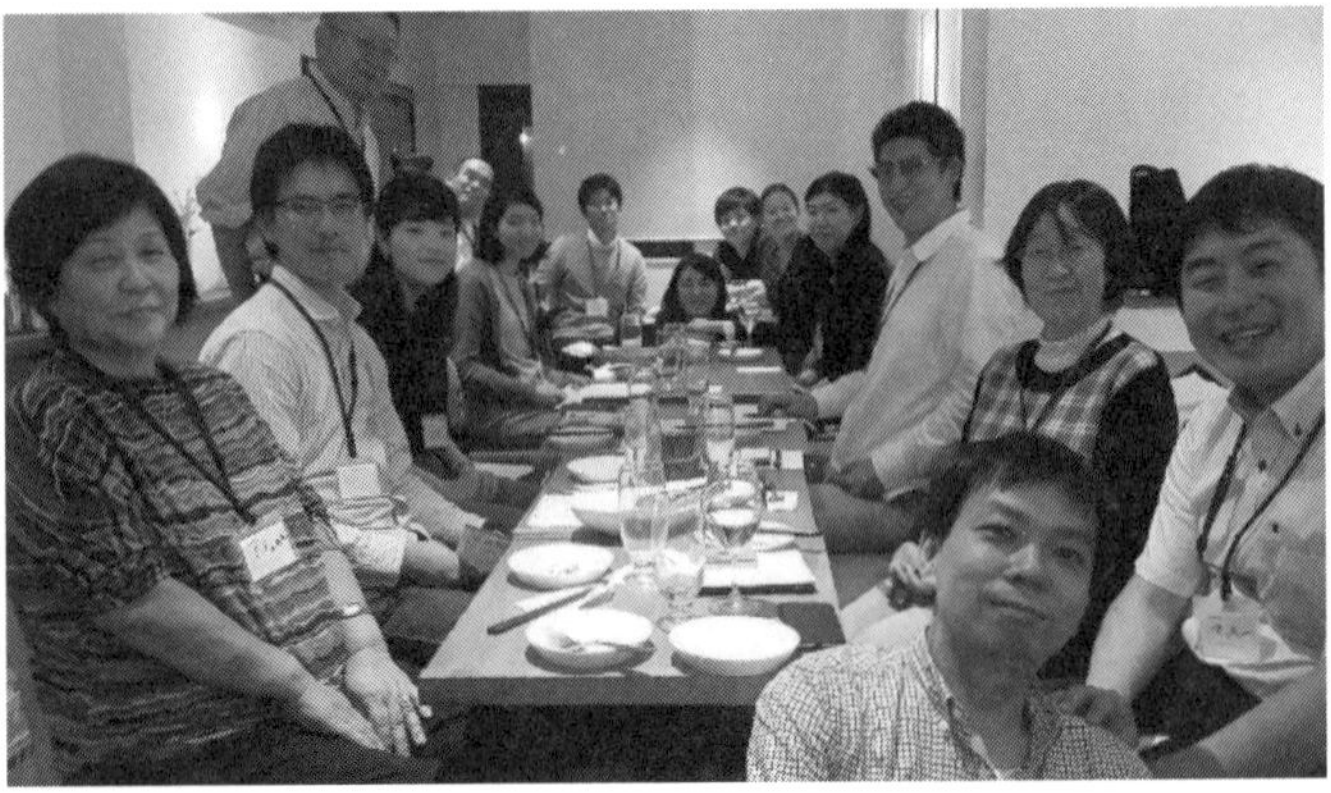

ペイシェントボイスカフェの様子

活動事例――ペイシェントボイスカフェ

目的：患者との対話を通して薬剤師の価値を高めます

活動内容：患者をゲストに招き、自身の病気の説明、薬剤師との印象深いかかわりの経験、薬剤師への期待などを話してもらうとともに、薬剤師同士の交流の場をもちます

対象：薬剤師、薬学生が主な対象となりますが、だれでも参加できます

具体的な流れ：①患者の立場のゲストから講演
②患者との対話
③参加者全員の懇親会

④各自の気づきや学びを明確化し、共有

活動場所：東京都文京区にて開催されています
活動頻度：毎月1回
参加費：4000～5000円（懇親会費込）
特徴：①毎回違う疾患を持った患者が参加します
②少人数で開催するので、深い話を共有できます
③患者の生活の様子や実体験を率直に聞けます
④やる気ある薬剤師同士が出会えることで、日々の業務への活性化が望めます
URL：http://www.kan-i.net/pvc/

写真（182ページ）においては、輪のなかに、ゲストとして参加してくれた患者の方、薬剤師、薬学生、市民が参加しています。懇親会では、かなり打ち解けており、本音がますます共有できる時間となっています。

様々なイベントに参加する

・医療と福祉を語る会

目的：医療、介護、福祉の分野で働く方による勉強と情報交換の場

活動内容：医療、介護、福祉の分野で働く方をゲストに招き、講演していただき、参加者同士の交流の場をもちます

対象：医療、介護、福祉の分野で働く方が主な対象となりますが、だれでも参加できます

具体的な流れ：①ゲストから講演　②参加者全員の懇親会

活動場所：東京都文京区にて開催されています

活動頻度：毎月1回

参加費：4000~5000円（懇親会費込）

特徴：①毎回違う立場の方が講演します　②様々な職種の方が集まります

③少人数制ですので、十分にゆっくりと納得できるまで対話できます

URL：http://www.kan-i.net/kan-i/3-1ifuku.htm

・BO－ZU　CAFÉ（ボーズカフェ）
目的：臨床宗教師の認定を持ったお坊さんを通して、「生」を見直す
活動内容：お坊さんに講演していただき、対話を通して参加者同士の交流の場をもちます
対象：だれでも参加できます

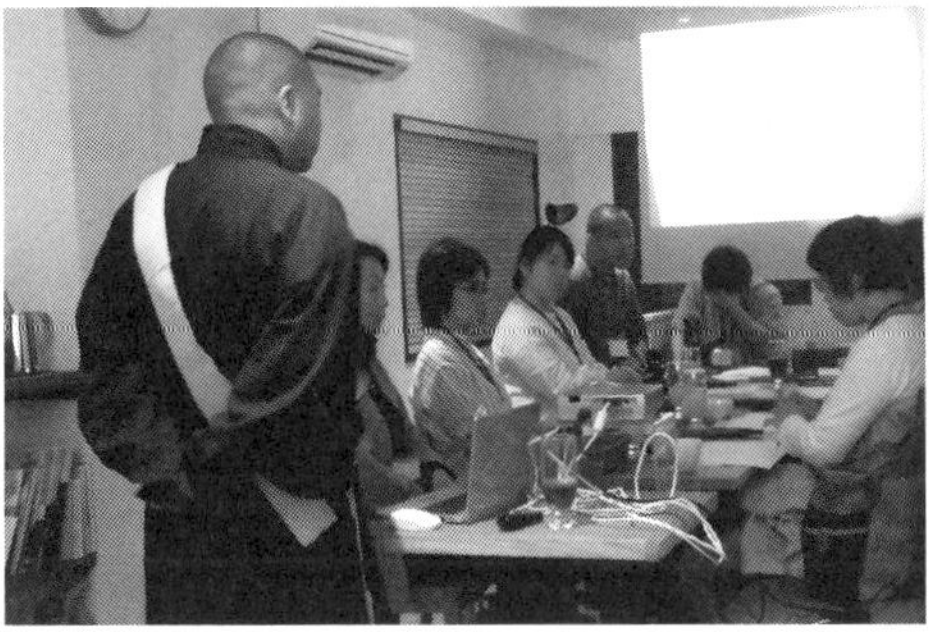
BO－ZU　CAFÉの様子

具体的な流れ：①お坊さんから講演
②お坊さんを交えての交流
活動場所：東京都文京区にて開催されています
活動頻度：毎月1回
参加費：4000～5000円（懇親会費込）
特徴：①お坊さんの説法を一方的に聞くのではなく、対話をしながら自分自身と向き合います
②少人数制ですので、十分にゆっくりと納得できるまで対話できます
URL：https://www.facebook.com/pg/minoricafe/events/

おわりに

最後まで読破していただいたあなたには、心からお礼を申し上げます。

この本は、ハウツーものでありながら、自己啓発の要素があると考えていますが、いかがお感じになったでしょうか？

「どう生きるか？」

自分の身体と向き合うなかで、自分の人生が少しでも見えてきたら、嬉しく思います。

さて、そのハウツーに関し、まるで私が苦労して調べ、紆余曲折《うよきょくせつ》し、体得してきたかのように書いていますが、実は、様々な活動を通して、患者仲間、医療者の友人らから教えていただいたことが多いのです。

自分が目指す人生を送るためには、自分がなんでもできるようになるのではなく、自分が頼れる仲間をどれだけつくるか、だと実感しています。

私は、英語をほとんど話せません。だからといって、英語を話せるようになる努力をするのではなく、英語を話せる友人と親しくなればいい、という感覚です。

できる人と比較し、できない自分を恥じてしまうのではなく、自分軸があればそれでよく、自分とは違う自分軸をもっている人とつながることで、様々なことを実現できるようになるものです。

甲状腺《こうじょうせん》がんになり、完治をあきらめたとき。自分の理想とする社会も、自分がつくるのではなく、周囲の仲間たちに託《たく》すことにしました。

その信頼できる仲間たちに囲まれていることが、私の強みだと言えます。

与えられた運命を変えることは難しい。

でも、その運命のなかで、どのような仲間とつながるかは、自分が取捨選択できることです。

私の使命は、その仲間同士をつなげていくこと。立場を超えて、自分軸をもった人同士をつなげ、クロスさせていく。それにより、一人ひとりが自分の人生を豊かにできるようになる。

そんなお手伝いができたら、私の生きる意味があるように思います。

身体障がい者として生まれ、複数のがんを経験する。その病気体験は、マイナスばかりではない。そこから得られたプラスを、自分の人生ばかりではなく、多くの方と分かち合っていきたいと考えています。

最後になりますが、さくら舎編集部の古屋信吾氏、岩越恵子氏には、執筆の機会をいただいたことに感謝申し上げます。

2018年12月

鈴木《すずき》　信行《のぶゆき》

参考文献

◇平成26年度版　厚生労働白書
http://www.mhlw.go.jp/wp/hakusyo/kousei/14/dl/1-00.pdf

◇『死ぬ瞬間』（ON DEATH AND DYING）　著：エリザベス・キューブラー・ロス　訳：川口正吉　読売新聞社（１９７１年）

◇平成29年11月15日　第３回医薬品医療機器制度部会・資料１
「健康サポート薬局の現状について」
https://www.mhlw.go.jp/file/05-Shingikai-10601000-Daijinkanboukouseikagakuka-Kouseikagakuka/0000184920.pdf

著者略歴

患医ねっと代表。ペイシェントサロン協会会長。精巣腫瘍患者友の会副代表。

1969年、神奈川県に生まれる。東京都在住。

先天性の疾患「二分脊椎症」による身体障がい者（2級）。20歳にて精巣がんを発症、24歳にて再発、転移を経験。46歳にて甲状腺がんを発症、加療中。

工学院大学工学部電子工学科を卒業後、第一製薬（現・第一三共）の研究所に入社。13年間にわたり製薬、製剤に関する研究所に勤め、2007年退職。

2011年より患医ねっとを立ち上げ、患者・身体障がい者の立場から、よりよい医療環境の実現を達成するために、全国各地で講演や研修活動を行っている。2011～2016年には、朝日新聞デジタルに「のぶさんの患者道場」を300回以上にわたり連載。患者ならず医療者からも高い評価を得た。

北里大学薬学部・上智大学助産学専攻科非常勤講師、日本医科大学倫理委員会外部委員、公益財団法人正力厚生会専門委員。

医者《いしゃ》・病院《びょういん》・薬局《やっきょく》
失敗《しっぱい》しない選《えら》び方《かた》・考《かんが》え方《かた》
――病気《びょうき》でも「健康《けんこう》」に生《い》きるために

二〇一九年一月一一日　第一刷発行

著者　鈴木《すずき》信行《のぶゆき》
発行者　古屋信吾
発行所　株式会社さくら舎　http://www.sakurasha.com
東京都千代田区富士見一-二-一一　〒一〇二-〇〇七一
電話　営業　〇三-五二一一-六五三三　ＦＡＸ　〇三-五二一一-六四八一
編集　〇三-五二一一-六四八〇　振替　〇〇一九〇-八-四〇二〇六〇
装丁　長久雅行
印刷・製本　中央精版印刷株式会社

ISBN978-4-86581-181-0

＊「患医ねっと」ＨＰ　http://www.kan-i.net/